心理治疗中的陷阱

［德］吉塔·雅各布（Gitta Jacob）◎著
蒋宇飞 颜 凡 张玄黎◎译 侯志瑾◎审校

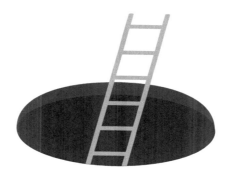

Vorsicht Therapiefallen!

Verfahrene Situationen und
Sackgassen in der Psychotherapie
erkennen und auflösen

人民邮电出版社
北京

图书在版编目（CIP）数据

心理治疗中的陷阱 / （德）吉塔·雅各布著 ； 蒋宇飞，颜凡，张玄黎译. -- 北京 ： 人民邮电出版社，2023.3（2023.11重印）
ISBN 978-7-115-60577-1

Ⅰ．①心… Ⅱ．①吉… ②蒋… ③颜… ④张… Ⅲ．①精神疗法 Ⅳ．①R749.055

中国版本图书馆CIP数据核字(2022)第228391号

内 容 提 要

心理治疗常常会遇到踟蹰不前的困顿局面，寻求督导、参加培训、阅读图书，似乎效果都不理想。治疗师会被迷茫、无助、绝望的情绪笼罩，这种僵局如何突破？

《心理治疗中的陷阱》对心理治疗难以发挥效力的情况进行了分类整理，区分了来访者陷阱和治疗师陷阱，深入剖析了每种陷阱中的行为模式（来访者或治疗师）、治疗关系、成长背景（来访者或治疗师），分析了陷阱的最初迹象、陷阱带来的好处，并以具体示例呈现，给出解决方案，让治疗师拨开迷雾，按照本书给出的方法走出陷阱。

本书适合心理咨询师、心理治疗师、社会工作者、心理学爱好者阅读。

◆　　著　　[德]吉塔·雅各布（Gitta Jacob）
　　　译　　蒋宇飞　颜　凡　张玄黎
　　责任编辑　柳小红
　　责任印制　彭志环

◆ 人民邮电出版社出版发行　　北京市丰台区成寿寺路 11 号
　　邮编 100164　　电子邮件 315@ptpress.com.cn
　　网址 https://www.ptpress.com.cn
　　北京虎彩文化传播有限公司印刷

◆ 开本：700×1000　1/16
　　印张：13　　　　　　　　　　　2023 年 3 月第 1 版
　　字数：180 千字　　　　　　　　2023 年 11 月北京第 3 次印刷
　　著作权合同登记号　图字：01-2021-4978 号

定　价：69.00 元
读者服务热线：（010）81055656　印装质量热线：（010）81055316
反盗版热线：（010）81055315
广告经营许可证：京东市监广登字 20170147 号

推荐序一

钱铭怡

北京大学心理与认知科学学院教授

中国心理学会理事

中国心理学会临床心理学注册工作委员会副主任委员

世界心理治疗学会会士

看到本书时，我被书名中的"陷阱"二字所吸引。在心理治疗[①]过程中有哪些陷阱呢？这让我很感兴趣。

本书作者基于对成千上万名来访者的研究，提炼出了来自来访者的依赖性陷阱、系统替代家庭陷阱、纵容陷阱、错误设置陷阱、痛苦陷阱、恶性自恋陷阱及无响应陷阱。

我们常常在心理治疗和督导实践中发现类似的陷阱。常有心理治疗师哀

[①] 本书用心理治疗指代心理治疗和心理咨询，用心理治疗师或治疗师指代心理治疗师和心理咨询师。

叹，自己做了所有的努力，使用了所有自己能够应用的专业技术，但所有的努力并未呈现该有的效果。这时，我们会检讨自己是否在治疗过程中哪里做得不对——评估不准确？概念化不完善？目标不合适？计划过于冒进？技术方法使用不当？当然，我们也会评估来访者的状况——来访者没有改变的动机？改变会给来访者带来丧失？来访者的问题或症状给他们带来不小的继发性获益？

这时，我们应该怎么看待来访者，怎么看待他们问题的成因，又该如何处理和面对上述问题呢？心理治疗师及其督导师们会因时因地、针对具体问题提出概念化的理解、解决的方法及处理的意见。但是，我们并未把这些内容进行归纳整理，更未能写成著作与更多人分享。

当我们面对困难的来访者时，可能无法及时意识到那些来自来访者的陷阱，也往往没有意识到我们应该及时与来访者讨论并指出他们自身的问题导致他们陷入了当前的困境。有很多来访者的陷阱对来访者而言是有功能的。本书的作者一针见血地指出，如果我们继续为来访者提供治疗，反而可能在"助长"其问题和症状。

我们常常讲，专业人员在心理治疗中应实践善行的伦理准则。善行并不意味着我们即使面对治疗几乎无效的来访者，也要持续地做一些无谓的努力。怎样对来访者更好，或者对他的长久利益、人生更好，是需要我们考虑的。本书在此方面的提点对我们非常有启发意义。如果持续治疗对来访者的症状改善或个人成长无益，放手也许反而是善行的一部分。

除了来访者的陷阱之外，本书作者还列举了两种心理治疗师的陷阱：救世主陷阱和理想主义陷阱。当我们面对那些身世悲惨、遇到困难经历的来访者时，很多心理治疗师都会被激发出悲悯和共情的部分，甚至是助人情结，落入救世主陷阱；或者可能总是认为自己的工作能够最终帮助来访者达到一种理想的状态。本书作者指出，要"脚踏实地，实事求是"，心理治疗师需要警惕自己的救世主心态，这无益于心理治疗。我们需要打破自己可以帮助所有人的幻想，直面我们无法给予很多来访者进一步帮助的事实。

在遇到上述来访者及心理治疗师的陷阱时，如果我们持续地陷入其中而不自知，那么我们最终可能会发现，无论做了多久的心理治疗，无论我们做了什么，都无法使治疗工作取得进展，那时，我们自己可能会陷入无助与无望之中；这会令我们身心疲惫，无法更好地为更多需要帮助的来访者提供专业服务。及时发现心理治疗中的陷阱，该放手时放手，做我们应该做的事情，给其他来访者留出更多的机会，也让那些无法真正获得心理治疗帮助的来访者能够去面对他们必须面对的现实。

通过阅读本书，我体会到，来自来访者的陷阱可能最初给人的印象是愉悦的。因此，当你面对那些最初每次都会赞美和肯定你工作的来访者时，你可能会非常喜欢他们。但是在持续工作的过程中，他们的状况并无改变，你对他们的感受逐渐变为负性的，你越来越不愿意见到他们。这时，你就需要提高警惕了。这可能是来自来访者的某种陷阱，或者当来访者接受过多心理治疗师的治疗时，如果来访者见到你，对你说你才是那个对的人，那么你更需要注意，警惕自己是否遇到了来自来访者的陷阱。

当心理治疗师遇到这些陷阱又难以自拔时，寻求督导，倾听专业的资深人士的建议，及早发现，及时处理，是对来访者和对自己都适宜的选择。当然，也会有个别心理治疗师希望持续从某些来访者那里获得治疗费，对来访者不会主动放手并及时结束无意义的治疗。这并非为了来访者的需要，而是优先考虑心理治疗师个人的需要，这样做是否与善行的要求一致，需要心理治疗师认真进行思考。

我不了解本书的作者，也不认识本书的译者，只是与本书的审校者侯志瑾老师相熟。不过，我想向国内的心理治疗师推荐本书并非源自熟人的面子。通过阅读本书，我确切地相信，本书的作者拥有深厚的理论基础和丰富的实践经验，并且善于发现和总结问题。本书的作者对来自心理治疗师和来访者的陷阱进行了分类，分析了原因，并提出了切实可行的识别和处理方法，这是国内的心理治疗师需要学习的。另外，除了案例中来访者的名字是国外的译名之外，阅读过程中没有令人感觉本书是一本译著，这一点难能可贵。

2023 年 3 月 2 日于北京

推荐序二

施琪嘉

中国心理学会注册督导师

在精神分析领域，对心理治疗中的"陷阱"有一个专业称呼，叫"移情"，它是指错误的关系与错误的时间，即一个人把过去的人物和现在的人物进行了置换，而且是以重复的方式进行的，这就构成了来访者陷阱。

在现代汉语词典中，陷阱比喻现实生活陷害人的罗网、圈套，而移情则是当事人几乎不能觉察却反复重复的模式，可以说，这是一种潜意识的陷阱。在这些陷阱中，依赖、照顾和控制等都很自然地成为来访者人际关系的模式。

本书中所说的心理治疗陷阱包括纵容、依赖、自恋及错误处置等，本书给出了如何识别陷阱，也描述了其形成的原因，指出了如何避免。但由于心理治疗本身涉及情感、创伤等潜意识无法确认和很难控制的部分，因此陷入心理治疗的陷阱几乎成为不可避免的职业常态。有时候，陷入陷阱成为"不入虎穴，焉得虎子"的治疗机会，但陷入其中而不能自拔则不仅可能让治疗无法取得进展，还可能让心理治疗师自己深深卷入。

这便涉及反移情内容。反移情是心理治疗师对来访者的情感，其中一部分来自来访者，一部分则来自心理治疗师。来自心理治疗师的部分便可能形成心理治疗师陷阱。这些陷阱是需要心理治疗师仔细觉察、勇于改变的。否则，陷入其中的心理治疗师很难做出有益于来访者的专业判断，也很难运用恰当的理论做出适当的干预，从而让治疗过程难以发挥作用。更严重者，如果心理治疗师反移情过深，可能还会陷入伦理困境。

因此，了解本书的内容就显得尤其重要。

2023 年 3 月 2 日于武汉

说明与致谢

本书以成千上万名来访者的案例为基础。这些案例包括我自己的来访者、我们综合护理计划服务的来访者，以及我在督导、干预和工作坊中讨论过的许多来访者。此外，本书还融入了我在自我体验、督导、学习和培训过程中与数百名心理学家和心理治疗师的工作与讨论。同样的问题和阻碍会反复出现在治疗中，即使我们完美地运用了治疗技术也无法避免。用"陷阱"来隐喻这些问题，比试图在治疗过程中让这些问题"变得更好"对我们更有帮助。因为这种隐喻也往往暗示着对这些问题的解决方案。我要感谢所有为本书成稿做出贡献的来访者和同事。特别感谢我亲爱的同事莎拉·乔（Sarah Jow），法亚·卡西姆（Faya Kassim）和安杰·拉迪斯克（Antje Radeiske）对即将完成的手稿提供的有价值的反馈。与往常一样，感谢贝尔茨出版社（Beltz Verlag），尤其是斯文贾·瓦尔（Svenja Wahl），我们再度携手经历了愉快、高效的合作。

吉塔·雅各布（Gitta Jacob）

2020 年 1 月于德国汉堡

引　言

你是否有过这样的经历——看到某位来访者的姓名出现在预约日历上就感到不舒服？也许是因为你感到来访者的情况很糟糕，但又无法与他建立联结，因此在与他的会谈中常常感到内疚和烦恼。也许是因为你不知道如何帮助来访者。阅读本书后，希望在效果不佳的治疗过程中你不再频繁而徒劳地责难自己："我做错了什么？"相反，你将发现治疗可能正处于某种"陷阱"中，并很快找到方法，摆脱陷阱并确定后续的治疗方向。

心理治疗可以很好地帮助许多来访者。但是有时候，即使治疗师做了一切正确的操作也无济于事。老实说，这种情况在现实中经常发生：心理治疗中需要治疗的病例数（Number needed to treat, NNT），即接受治疗后使其中一位来访者受益的人数，大约为 3 ~ 4 人。这与抗抑郁药的 NNT 相差无几，数据并不差。但是，这份数据同时意味着：与接受治疗前相比，许多来访者的情况在治疗结束后并没有得到改善。

不幸的是，这一事实在心理治疗的教育和培训过程中被完全忽略了。每种治疗方法都或明确或隐晦地表明，即使存在一些细枝末节的争议，只要你的方法大致正确，治疗就能够对来访者有所帮助。如果来访者对常规的认知行为治疗等标准治疗没有反应，那么需要采取特殊的疗法，如认知行为分析系统疗法（Cognitive Behavioral Analysis System of Psychotherapy，CBASP）或图式疗法。

治疗不起作用，这几乎是惯例而不是特例。有时，治疗师甚至能够在治疗早期就预见这一情况。如果你接受这一点并为此做好准备，那么对参与治疗的双方都有利。对于你自己而言，你体验到的失败经历更少；对于你的来访者而言，他们能够尽快避开错误的道路；对于整个社会而言，你的治疗资源可以被更有效地利用。因为在你和来访者的治疗陷入僵局时，了解你面前的陷阱，可以更加聚焦于如何摆脱它。一旦你发现无法摆脱这种陷阱，负责任地结束治疗可以让你的治疗资源提供给其他能够受益的来访者。

幸运的是，治疗失败往往不是偶然的，也并非完全不可预知的。相反，从正确的角度看，通常我们很容易理解为什么治疗没有进展（哪怕进展只是很小的一步），以及你和来访者被困在了哪种陷阱里。

在本书中，你将了解在治疗过程中可能陷入的几类常见陷阱。我们还将讨论用哪些方法可以摆脱陷阱。你不用通过"做得更多"来摆脱这些陷阱，事实正好相反，你需要了解陷阱的机制，以便找到解决方法，或者意识到可能没有解决方法，从而放弃继续提供无意义的治疗。

本书主要由来访者陷阱构成，即阻碍治疗进展的来访者模式（本书第一部分），并对各种陷阱进行单独说明。在一些来访者身上，特别是慢性重症来访者身上，几种陷阱可能会同时出现。当然，治疗师本身也可能导致治疗不成功。因此，本书的第二部分用于介绍两种治疗师陷阱。

有时，这些陷阱的边界并不清晰，来访者可能会既存在依赖状态，又受到纵容，所以他会同时处于依赖性陷阱和纵容陷阱中。当然，常见的僵局也可能来自治疗师陷阱和来访者陷阱的组合。一种非常典型的组合是来访者的依赖性陷阱与治疗师的救世主陷阱。

本书各章的结构一致：首先，我们会对各种陷阱进行总结，简要介绍其主要特征，以及受困于陷阱的来访者（或治疗师）的重要行为模式；其次，我们会探讨陷阱如何体现在治疗关系中，以及它与来访者症状的相关性；最后，我们也会针对一些有关陷阱的经典观点进行探讨。

然而，来访者和治疗师处于陷阱中并非全无益处。在子标题"这种陷阱的好处是什么"中，我们提出了陷阱可能会给来访者带来的增益作用。

治疗师越早意识到自己受困于陷阱，情况就越有利。因此，我针对每个案例都说明了哪些线索可以帮助治疗师尽早识别陷阱。

发现陷阱后，最重要的问题当然是："我们如何脱身？"解决问题的根本在于看清陷阱的本质，继续重复、进一步拉动或推动等单一的操作并不能让我们脱离陷阱。恰恰相反，我们必须了解陷阱的机制，并直接运用机制，以便从陷阱中脱困。本书将会详细讨论实现脱困的方法。

针对社会性别主流化的说明：为简便起见，书中将交替使用"他"与"她"指代治疗师或来访者，并不特指某一种性别。

目 录

第一部分　来访者陷阱

第二部分　治疗师陷阱

第一部分　来访者陷阱

第 **1** 章

依 赖 性 陷 阱

如何识别这类来访者

这种陷阱的好处是什么

这种陷阱的最初迹象是什么

如何摆脱这种陷阱

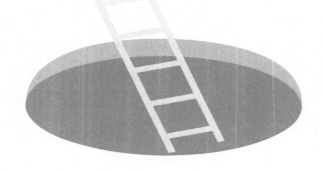

与治疗师一起陷入依赖性陷阱中的来访者希望其他人为他们和他们的生活负责。通常，他们过去曾是依赖者，即曾存在与他人的依赖关系，并且当前也处于依赖关系中。他们往往接受过许多治疗，也很受治疗师的欢迎，但治疗效果甚微。一开始，他们总是看起来像模范来访者。治疗师与他们一起工作也很有趣。他们对干预具有良好的反应，从而与治疗师建立了紧密的联结。只有在治疗过程中，治疗效果不佳的问题才会逐渐显露。但是，治疗师会发现，在对这类来访者的治疗中很难"各退一步"。因为最初形成的联结太强，治疗师不敢正确看待已经表达的乐观情绪。只有当治疗师敢于谈论这个问题，同时来访者也愿意明确地针对这个问题加以改进时，双方才能脱离这种陷阱。

案例研究 ——∞

现年 56 岁的**玛吉特**因抑郁障碍第一次接受治疗。她的抑郁障碍来自于强烈的自尊问题。玛吉特没有自己的兴趣爱好，也几乎没有亲密的朋友。这一点在她的婚姻中得到了强化和维持——她的丈夫与许多人都意见相左，包括与自己已经成年的儿子，但是他希望玛吉特能够服从他。玛吉特有一位非常强势且自恋的父亲。对这种关系的深刻记忆可能影响了她对伴侣的选择。

治疗师计划激发玛吉特的意义感。对来访者而言，有很多改变的切入点，如联系老朋友或与孙女共度时光。此外，治疗师还准备用想象重构的方法，帮助玛吉特深入分析专制父亲的形象并发展她的自主性。治疗师小心地将她的婚姻关系作为一个维持因素。玛吉特完全同意这个治疗计划。她对自己想做的事情有许多设想，也愿意尝试想象重构的方法。她还对自己的婚姻关系持批评态度，并对丈夫有诸多抱怨。对她而言，与丈夫分居似乎已经迫在眉睫。

但是在整个治疗过程中，没有任何一件事得以完成。玛吉特几乎没有执行她的任何计划。在这个过程中，她丈夫对她计划的不满似乎十分关键。例如，他不喜欢玛吉特的一位曾经批评过他的老朋友。想象技术也失败了，因为玛吉特会在治疗的中途"脱离"，开始详细解释她想起的记忆或图像。"分居"的主题也没有进展，玛吉特虽然对自己的婚姻非常不满，但这并没有引发任何改变。每当治疗师谈到治疗缺乏进展时，玛吉特就变得"卑微而安静"。她为没有取得进展而感到羞愧。她知道治疗师是正确的，心里也想做出更多的努力。每当这时，治疗师都会心软。与此同时，治疗师也对治疗感到越来越沮丧。她认为治疗不够有效，又不敢告诉来访者，她觉得治疗对来访者没有帮助。因为治疗对来访者而言似乎太重要了。

* * *

26 岁的**罗拉**是一名大学社工专业的高年级学生，她显示出情绪不稳定人格障碍的明显特征——总是感到绝望和沮丧，经常有自杀倾向。但到目前为止，她还未曾尝试自杀。每当罗拉定期看望她的父母后，她总是感觉非常不好。从罗拉小时候起，她的父母就对她极差，经常殴打和责骂她。即使现在，她的母亲也常常会毫无根据地责骂她，并声称他们都是因为她才过得不好。罗拉总是去看望她的父母，希望他们在某个时候会疼爱她，希望一切都会好起来。然而在治疗过程中，当她的这个希望再次落空时，她痛苦地哭了起来。

　　罗拉不稳定的情绪是治疗中的重点。治疗师希望首先用辩证行为疗法来稳定她的情绪，这样她就不会总是陷入如此强烈的心情低落中。罗拉也会接受（沟通）技能培训，但她在生活中几乎不应用这些技能。她经常对此感觉很糟糕。此外，她的技能并不能帮助她摆脱父母带给她的不幸。

　　治疗师一次又一次地试图与罗拉讨论她与父母的关系是多么不正常，以及她认为罗拉与父母保持更远的距离是如何必要。但是，对于罗拉而言，这些都只是在脑海里一闪而过。她不能忍受自己去质疑父母。"总有一天一切都会变好的。""其他人都是这种情况。""这一切都那么不公平。""治疗师一定要帮助她，因为治疗师是她最后的救命稻草。"……这些不断变化的哀告经常让治疗师难以抵挡。

　　随着时间的推移，罗拉越来越频繁地给治疗师写篇幅越来越长的电子邮件。在电子邮件中，她不断地重复与治疗过程中相同的话语，似乎期望治疗师详细阅读并记住其内容。治疗师感觉要被罗拉压垮了，也不知道还能如何帮助她。

如何识别这类来访者

行为模式

这类陷阱的一个关键特点是，大多数身为女性的来访者并没有准备好为自己的状况改善和治疗变化承担责任，并且变得积极主动。由此带来的问题是，她们期待通过其他人的行为使自己变得更好。这些"其他人"主要是来访者周围的人，通常是她们的父母或伴侣。总而言之，与承担自己的责任相比，具有依赖模式的人往往赋予其他人更多的责任。

来访者可以非常积极地表达对他人的期望。**罗拉**就是一个很好的例子——她明确地说明自己的需求，希望父母转变对自己的行为态度。然而，来访者也可能会压抑这种期望，并相对含蓄地表达出来。正如**玛吉特**的情况一样。她一成不变地抱怨丈夫，但没有认真考虑过和他分居。她们对某人感到不满或抱怨总是意味着存在这样的前提假设：可以找到倾听者聆听她们的抱怨或愤怒，并可以带来改变。即使这种哀告持续表达出同样的意思，即"一直很糟糕，永远不会变"，但是只要这种关系不中断，就表明她们尚未放弃由他人做出改变的期待。

案例研究

在一次治疗中，当**玛吉特**再次对丈夫喋喋不休地抱怨时，治疗师感到些许厌倦。她敦促玛吉特要有越来越清楚的认识，不要寄希望于自己的丈夫做出改变。所以，一直生气只能是权宜之计。玛吉特对此闪烁其词，她的第一反应通常是让自己显得"卑微"：她开始哭泣，表现出自己不开心。在与治疗师的关系中，她请求得到治疗师的安慰和情感支持。当治疗师拒绝她并指出这样不会有进展时，玛吉特说："我很清楚你是对的，但我就是不愿意承认。"然而，在下次见面时，这种明确的认识又恢复原状——她仍然"不愿意承认"。

治疗关系

来访者对依赖关系的期望通常也会针对治疗师。然而，这种期望往往在治疗开始时并不明显，而是在治疗过程中变得清晰。典型迹象包括但不限于以下几点：

- 来访者对治疗师有非常高甚至完全夸张的期望（"你是我最后的救命稻草""与你面谈总是能使我的自我感觉非常良好"）；
- 来访者觉得治疗非常重要，即便自己并没有取得任何明显的进展；
- 当治疗师因缺乏进展而尝试终止治疗时，来访者经常进行有力的抵制（且对此十分擅长）；
- 治疗师被"霸占"，治疗师的大部分时间和精力都被调用，但它们并未能使来访者做出转变。

案例研究

罗拉的治疗师越来越需要面对这样一个事实，她觉得自己的治疗并没有为罗拉带来任何帮助。罗拉对此的反应非常戏剧化："你不能在我这么需要你的时候丢下我，我现在这样实在是太糟糕了！"

* * *

玛吉特一再强调，治疗过程的谈话给她带来了很多好处。"我从来没有遇到过这样对待我的人""你如此理解我，我甚至都没意识到这一点""那正是对我有利的"是她对治疗的典型表态。她借此保持并加强治疗师与她的联结。

依赖性陷阱往往是治疗过程不尽如人意的原因。很明显，许多治疗师发现与这类来访者打交道特别困难，特别是面对治疗过程进展不顺利的时候。如果治疗师自己经常处于救世主陷阱这种最常见的治疗师陷阱中（见第8章），那么来访者的依赖性陷阱就变得更加如鱼得水，因为处于救世主陷阱的治疗师特别容易接受"依赖性来访者将自身本应承担的责任加诸其身上"。这类治疗师只是单纯地想帮助每一个人，即便由于他们与来访者存在距离而很难做到这点。

 小提示

　　如果治疗师本人就容易陷入"救世主陷阱"（见第8章），那么他们很容易与来访者一起陷入依赖性陷阱。

与症状的关系

当具有依赖模式的人存在严重的精神障碍时，依赖与症状之间往往有所关联。

例如，焦虑障碍或强迫症患者没有伴侣的陪伴或宽慰就无法适应，或者边缘型人格障碍患者在危机中需要最大程度的个人看护和支持。

案例研究 ————∞

依赖性与症状的案例研究

情绪不稳定：罗拉是上述案例研究中情绪不稳定的来访者，当她渴望治疗师帮她稳定情绪和关心她时，症状会更加严重。在她与家人见面后，又会受到创伤，情绪不稳定变得尤为明显。

* * *

强迫症：患有强迫症的 20 岁来访者**莱娜**在进入职场和踏出独立自主的第一步时，由于强迫症而受限。因为强迫症和随之得到的关心，她强迫自己的母亲在日常生活中承担很多责任，并拒绝发展自主性。

* * *

恐惧症：48 岁的**佩特拉**患有慢性恐惧症。多年来，她一直无法自己处理许多日常琐事，总是需要伴侣的支持。他们的关系中存在很多冲突，分居问题总是被提起。然而，没有人能想象佩特拉将如何独自应对生活。

* * *

饮食失调：帕梅拉是一位非常容易适应且勇敢的来访者，但青春期时遭遇的一些逆境导致她患上了神经性厌食症。这种症状在她踏入职场并独立生活时恶化了。她只能吃特定的东西，她的母亲也被她的病症牢牢拴住，严格按照她的规则做饭，"这样做她至少会吃一点东西"。

在**玛吉特**等病情不太严重的来访者身上，我们难以察觉到症状与依赖性之间的显著关联。然而通常比较明显的是，在依赖模式中，关系虽然令人不满意，但一直在维持，由此导致该模式的强化，这至少说明依赖性是症状的触发因素或维持因素。

通常，有依赖模式的来访者具有低自尊水平。他们对一个人的依赖往往因为害怕找不到其他人而维持下去。得到他人认同是很难的一件事，因为他们认为自己不配得到认同。然而，这个问题并不能完全用自卑来解释——因为几乎所有抑郁障碍患者都或多或少有严重的自尊问题，但并不是所有抑郁障碍患者都具有依赖性。

依赖性个体的典型发展背景

从发展背景的角度看，一方面，这些来访者的自主性发展往往并不顺利。来访者要么被过早和过多地给予自主性，要么被过少地给予自主性。另一方面，这些来访者可能有过相互依赖的经历或曾处于虐待关系中。然而，他们可能并不真正承认这一点，而是仍然期盼这类关系能够以某种方式得到改善。

自主性过少。对于一些具有依赖模式的人，他们在儿童和青少年时期的自主性似乎没有得到良好的发展。他们的父母过度保护，对他们不够信任，且不让他们承担责任。因此，这些被过度保护的儿童和青少年不必学会应对与他们年龄相匹配的挑战，而是总有其他人对此负责。然后，这种模式继续下去——他们认为他人应当为自己负责，并且因自己对此缺乏练习而感到不知所措。人们可能想知道，这些儿童和青少年是否从小就很脆弱且无所适从，以至于他们的抚养者很难培养他们的自主性。然而，这一点并没有被证实，甚至根本不是决定性因素。

案例研究 ──∞

卡琳娜是一位 24 岁的大学生，有广泛性焦虑障碍和安全感缺失的问题。她发现自己很难对即将到来的与她学业相关的决定承担相应的责任。很明显，她总是希望被"牵着手"。她还会经常打电话给自己的母亲，让她替自己做日常生活中的决定，如穿什么或做什么。她对自己的童年和青春期的描述表明，她的母亲总是非常焦虑和操心，自始至终都在试图照顾卡琳娜，并替她做生活中的所有决定和排除所有的困难。

自主性过多。有一些来访者表示，他们过早开始独立自主。例如，当她们还是孩子的时候就已经要对自己和自己的弟弟妹妹负责，或者在很小的时候就不得不自己克服看病的困难。这通常会带来强烈的亲职化特征，例如，在父母生病或虚弱时，她们需要在很小的时候就承担照顾父母的角色。这可能会与第 2 章所述的系统替代家庭陷阱的情况有所重叠。在这种情况下，医疗卫生系统可能在早期阶段提供了一种家庭的替代，例如，护士或医生对孩子表示关注，因为她们小小年纪就不得不照顾自己的父母。

案例研究 ──∞

索尼娅是一位缺乏安全感和患有边缘型人格障碍的 43 岁来访者，表现出很强的依赖性特征，特别是在医疗系统内的各类关系中。她曾接受过许多治疗师和医生的治疗，但是到目前为止，许多治疗对她都不起作用。她患有先天性视力障碍，因此在儿童期就必须接受许多眼科检查、治疗和手术。她的单身母亲患有重性抑郁障碍，几乎无法应对自己的生活。因此，只有十几岁的索尼娅不得不经常独自看医生。她讲述了童年时期长期过度劳累的感觉。

虐待。一些来访者讲述过各种受虐待的经历。罗拉就是一个典型的例子。这种虐待可能是情感上的、性方面的、身体上或言语上的。通常，这些经历无法"结束"。有依赖模式的人会不断重复相同的经历。在最坏的情况下，甚至招来新的（或重复旧的）虐待行为。在这种情况下，有依赖模式的人会表达出"他不能再这样做"或"这种事情不能再发生"等愿望，这并不鲜见。另外一种反应是受虐者对施虐者表达责备，或者徒劳地要求，希望施虐者认识到自己的错误，并做出某种形式的补偿。

相互依赖。相互依赖的一个表现是对伴侣抱有期待，希望这段关系能够影响自己，让自己克服对于伴侣的依赖。在这种关系中，一个人的幸福安康也与对方的行为有关。然而不幸的是，相互依赖具有很强的惯性，因此难以被撼动。同时，来访者始终抱有对方将有所改变的幻想。就这点而言，前文所描述的依赖性和这里所描述的相互依赖之间存在高度重叠。

案例研究 ——∞

　　40 岁的社工**泽尼雅**感到不堪重负，因为她长期处于重压之下，既要面对繁重的工作，同时还要照顾两个年幼的孩子及自己的丈夫。她的丈夫吸食大麻多年，完成大学学业后从未在职场中站稳脚跟，生活相对被动。即使她的丈夫处于失业状态，他承担的家庭责任也很少。泽尼雅一次又一次试图说服他去工作，帮他寻找招聘信息和修改简历。即使她从自己的工作中了解到许多类似的情况，她仍然坚信，自己的丈夫可以回归正常生活。实际上，她应该知道，如果他继续吸食大麻，前景并不乐观。当治疗师谨慎地谈起这一点时，泽尼雅会滔滔不绝地讲述她的最新计划。显而易见的是，她竭力回避看到事实的真相。泽尼雅的父亲酗酒，但是她的父母仍然一起生活。泽尼雅也会频繁地与母亲通话，倾听母亲对父亲的抱怨，并在情感上支持母亲。在治疗过程中，泽尼雅的症状并没有明显的改变。这并不令人奇怪，因为整体情况带来的压力并没有得到改变。

我们在谈到"发展背景"时，常常想到的是儿童和青少年阶段。然而，成年期也不容忽视，特别是那些已经长期处于这个阶段的中老年来访者。**玛吉特**或**泽尼雅**从几十年婚姻中习得的经验肯定也有非常深刻的影响，必须被视作能对她们的依赖行为产生强化作用。

这种陷阱的好处是什么

乍一看，这种依赖模式往往非常不合理。因为受影响者长期处于痛苦且缺乏个人发展的情况中。非常值得注意的是，人们对处于这种情况下的关系会有强烈的抱怨——就像**玛吉特**一样，她经常事无巨细地抱怨自己的丈夫。

但是，这种依赖模式通常很容易被强化。一方面，它维持着可能本来难以持续的关系。另一方面，通过保持现状，处于这种模式的人可以保有各种幻想，避免处理困难的问题。很多时候，所有这些方面都密切相关。

保持功能失调性的关系。在几乎所有情况下，处于这种依赖模式的人都紧紧抓着一些关系，这些关系通常而言在实际上"不再提供任何价值"。通过维持这些关系，他们可以保持社会地位或财务状况，不必处理新的或不明确的关系，并继续他们的正常生活。此外，他们也不必经受风险——将自己置于孤身一人的境遇或被卷入新的关系中。

案例研究────∞

　　对玛吉特来说，这种强化更加明显。即使她和丈夫的婚姻关系不再具有积极的方面，甚至延缓了她自身的发展，但它确实也带给她一些好处，包括经济保障、体面的住所和花费不菲的假期旅行。身边有个男性对她也很重要。分开后孤单一人的想法令她非常不舒服。

＊　＊　＊

　　患有慢性恐惧症的来访者佩特拉也通过恐惧维持着她的功能失调性关系。这种恐慌包含的最重要的部分，是关于孤独和"没有任何人在身边"的想法所引发的恐惧。由于她目前的关系本身几乎没有积极的一面，所以必须通过恐慌来维持。

因无法承受现实而保持幻想。人们往往通过这类关系保持一种幻想，不愿意从中脱离。幻想可能是种期待，即期待伴侣或父母仍会发生改变。她们不断坚持也可能只是一厢情愿，让自己觉得自己和正确的人结了婚，尽管事实并非如此。这种幻想可能伴随终生，且依赖不同对象的情况也并不罕见，作为一个儿童时期就存在相互依赖的人，直至现在可能仍不愿脱离自己的幻想，觉得自己目前的伴侣会变得克制。然而，这在某种程度上也是源于童年的幻想，即自己只要足够可爱，自己的父亲就会有所改变，不再喝酒。我们必须了解这种长期存在的模式，才能理解这种模式为何如此根深蒂固。此外，这种幻想往往伴有一定程度的自恋——如果能设法让自己所爱的人改变，那将是一项多么伟大的成就。

案例研究 ———∞

玛吉特不再向她的丈夫直接表达愿望，因为在愿望被说出口的一刻就会遭到明确的驳斥。她已经与丈夫一起生活多年，但内心深处一直不愿意承认，自己在年轻的时候没有嫁给合适的人。此外，作为一个孩子，玛吉特希望让自恋而苛刻的父亲满意并得到他的爱。50 年后的今天，这个从未实现的愿望仍被寄托在自己的丈夫身上……

* * *

罗拉是位情绪不稳定的年轻来访者，她仍然不愿意放弃自己的幻想，即在某一天得到家人的爱。因为承认事实对她而言太痛苦了。

* * *

泽尼雅，那位社工，她的丈夫吸毒，但她仍然存在幻想，期盼丈夫能为自己而改变。尽管她的母亲与酗酒的父亲的生活已经成为反面典型，她却仍然选择和丈夫维持婚姻，似乎意识不到丈夫并不会改变。对于泽尼雅而言，保持幻想的原因可能是一种痛苦的自恋性失望，毕竟这意味着，与幻想相比，她在现实中的力量和影响力少得多。

避免哀伤和其他难题。通过坚持幻想，人们可以有效地回避困难的问题。人们常常踌躇是否从根本上接受现实，并对期待成空进行哀悼。然而，对他们非常重要又让他们特别难以接受的一点是，他们永远不会从所期望的人那里得到满足。

案例研究 ──∞

　　罗拉回避因家人过去对待她的方式而带来的创伤，就可以继续和她的家人相处。

＊　＊　＊

　　玛吉特选择不让自己为得不到父爱而感到悲伤。此外，她还不得不面对期待落空的悲伤——丈夫永远不能满足自己曾经对他抱有的期待。不仅如此，他还吓走了许多她生命中重要的人，甚至包括他们的儿子。这对玛吉特来说是可悲而压抑的。事实上，她已经接受了这一点，这显示出她对自己生活的影响力有多么小。

＊　＊　＊

　　泽尼雅将不得不面对的情况是，因为吸毒成瘾，她的丈夫（就像她的父亲一样）永远不可能成为她想要的可靠伴侣；也不得不面对自己倾尽全力付出后的所有其他后果。

回避挑战和角色变化。在年轻的来访者中，依赖模式往往有回避角色变化及相关挑战的作用。角色变化的实质往往与自主性发展相关。这种变化更倾向于减少角色的结构化，让个体变得更加自主。而依赖模式使人们有可能维持在既定的、结构化的状态中，尽管是以一种扭曲的方式。

案例研究————∞

莱娜是位 20 岁的罹患强迫症的来访者，由于强迫症而仍旧在依赖角色中被过度照顾，尽管她现在正处于进入职场的时期和个人自主性的发展阶段。

*   *   *

帕梅拉也处于同样的境况，这位患有厌食症的来访者与她的母亲被母亲的烹饪方式联系在一起。两人都非常害怕角色转变，因为角色转变会让这位来访者难以停留在孩子的角色中。

因症状而减轻责任感。如果像强迫症患者莱娜或厌食症患者帕梅拉那样，依赖模式与自身的严重症状同时出现，这将进一步减轻她们的责任感。毕竟她们真的想去做现在可以做到的一切事情，但她们的症状才是拦路虎！因此，虽然他们的症状与内心强烈的痛苦相关，但也是一种特别有效的保护。

这种陷阱的最初迹象是什么

在治疗开始时，有这种模式的来访者往往显得很有动力，可靠而顺从，而且非常合作。因此，他们给人的第一印象往往是合作，而不是陷阱。这种陷阱通常只会随着治疗进程的推进而变得清晰可见。然而，如果我们对这种陷阱保持警惕，那么在治疗的早期就有迹可循。

先前多种治疗均无显著效果。有这种模式的来访者乐意寻求医疗或心理的支持，并享受有人照顾他们的感觉。因此，他们经常反复寻求心理治疗。如果来访者先前曾接受治疗，且即便这些治疗并未产生显著的持续效果，但来访者依然对之给予积极的评价，那么便可以说，这是该类陷阱的早期迹象之一。

过度赞美/理想化治疗师。这些来访者可能在治疗开始时就开门见山，对治疗师寄予厚望，这听起来可能很讨人喜欢，但客观上不一定是正确和有道理的。"你是我最后的希望"或"别人向我强烈推荐你"是典型的开场白。这也意味着，这些来访者在治疗的初期可以让治疗师感到愉快。但如果治疗师欣然接受奉承，那么她可能已经给这类陷阱留了一道门缝。

高社交能力与人际关系问题形成鲜明对比。此类来访者往往具有非常强的社交能力。从学习理论的角度来看，这并不奇怪——那些能够很好地建立和维持关系的人一方面可以忍受依赖性关系，另一方面可以建立和使用支持性关系。然而，对于治疗师来说：一方面，来访者与自己建立关系驾轻就熟；另一方面，与此形成鲜明对比的是，来访者向重要他人表达自己的需求或放弃有害关系又是如此困难。

缺乏有效的治疗进展与缺少对治疗的持续热情。这种模式通常只会在治疗过程中变得更加清晰。来访者没有取得任何重大进展并进入瓶颈期。然而，来访者喜欢接受治疗，并且不想结束。当被问及治疗进展时，他们还会表示，觉得会谈非常有帮助，是绝对必要的。他们可能会尽量延长每次的谈话时间，而治疗师会发现很难按时结束谈话。

（不同程度的隐蔽地）抵制澄清和揭露问题的干预措施。 那些探究、分析或处理来访者内心冲突的治疗技术通常不起作用。那些有依赖关系的人虽然处于困难或痛苦中，但不愿就此被详细询问，即便询问的必要性已经非常明显，甚至来访者自身都在对他们的关系进行喋喋不休的抱怨！例如，来访者避免与有问题的相关人员开展澄清问题的对话，或者避免对相应的关系做出调整。如果来访者在采用空椅子技术时与有问题的相关人员发生冲突，那么她会尽量避免冲突。与有问题的相关人员面质的想象从未付诸实现——来访者总是在"躲避"，因为她"无法想象任何事情"，又或者她拒绝与相关人员进行面质。因为治疗师运用治疗技术失败，所以这些来访者往往会成为治疗师的督导案例。

迫使治疗师"心慈手软"。 当面对缺乏进展的来访者时，治疗师通常会因这些来访者的反应而被迫让步或"撤退"。来访者采用的方法可能是展现自己的脆弱与痛苦，或者哭泣、强调现有的心理压力，或者使用贬低自己的方式（虽然贬低的内容可能在某种程度上的确是事实），以防止治疗师进行进一步面质，从而避免自己受到伤害："我能理解你对我不满意，我就是个失败者。你一定不想再看到我了，因为我不配得到任何东西。"

治疗师在治疗开始时所表达的乐观态度也有助于来访者动摇治疗边界："你一开始说你一定可以帮我，现在你又说我对自己不够严格。我这么需要你，难道你就不能帮帮我吗？"

对于治疗师而言，这种互动往往使其产生内疚和恼怒的混合情绪。感到内疚，是因为治疗师觉得自己有责任帮助来访者；感到恼怒，是因为自己花费在治疗上的时间毫无意义，而且来访者不怎么合作。

小 结

治疗师经常可以通过下面这些特征识别这类陷阱：

❖ 来访者依赖治疗师和心理治疗，虽然这些对其并没有帮助；

❖ 治疗师不敢提及治疗的效果不够好，因为怕伤害来访者；

❖ 治疗师对治疗感到恼怒，同时又感到疲倦。

如何摆脱这种陷阱

通常情况下，继续尝试各种干预措施并不能使治疗摆脱这种陷阱。用力挣脱或施压通常收效甚微。相反，我们必须理解陷阱的机制。如果可能，我们必须"破解"陷阱。针对依赖性陷阱，我们需要进入"元水平"，直接解决来访者的依赖问题。我们必须弄清来访者是否有动力克服依赖问题。如果来访者无法克服依赖问题，那么我们必须假设我们没有从陷阱中脱困。之后，我们宁愿早些找到合理且有建设性的方法结束治疗。

从根本上探讨依赖性。理想情况下，来访者应学会理解这种模式，并认识到从长远来看它所具有"危害"，从而获得解决它的动力。为此，治疗师有必要将依赖的概念告知来访者，并用其自身的例子做出说明。这通常很难，需要反复进行，因为在我们的社会中，某种程度的依赖行为是可以被认可的，不容易被理解为有问题的。在这里，我们应当明确地跟来访者直接讨论这个问题！这种面质可能使来访者感到不舒服。为了弥补这一点，我们可以做以下两点：

（1）强化和放大来访者在这个方向上形成的每一个洞察性观点；

（2）表达我们的关注，加强我们和来访者的关系，以储备在面质时会消耗的"关系积分"。

从根本上探讨依赖性——规范化示例（玛吉特）	
玛吉特女士，我们已经共同努力了相当长的一段时间，想办法使你的生活更加独立自主和积极自信。然而，正如你自己说过的，你几乎没有取得进展	清楚地提出问题
我认为你对自己的观察非常准确，我也这样看	加强见解
我考虑过很多原因。现在有一个想法想与你讨论，因为它可能对你非常重要	向来访者强调重要性，并储备"关系积分"
我认为我们应该考虑一下，你的主要问题是不是你的依赖性。你听说过依赖性这个词吗？它意味着感觉上依赖或完全依赖他人，就像你依赖你丈夫一样。如果你依赖某人，从逻辑上讲，你无法真正地发展自我。你对我的这个想法怎么看	明确地说出依赖关系，要求得到反馈（从而解决它）
如果你的核心问题确实是依赖性，那么我们继续愉快地谈论你能做些什么，这是没有意义的，因为你无论如何都不会这样去做。相反，我们需要看看你是否想要变得不那么依赖。你觉得怎么样	清楚地表明，唯一合理的下一步只有关注依赖性

将减少依赖性明确定义为治疗目标并坚定执行。来访者留在有害的依赖性关系中并不能长久地在精神上感觉良好。这相当于受创伤的来访者仍与犯罪者有接触。因此，必须明确地界定治疗目标——减少依赖性。同样重要的是不要转移目标，即使来访者表现出了其他问题。"减少依赖性"首先意味着

来访者开始真正为自己和自己的状况承担责任，并据此采取行动。

持续追踪依赖关系的减少——规范化示例	
对于玛吉特	
玛吉特女士，你现在又提起了这周和丈夫的关系有多么糟糕。我能理解这对于你是有压力的	确认压力
我对此的感觉是，你又回到了你的依赖模式，并专注于你丈夫是多么糟糕，你对他的影响是多么微弱	与依赖性相关联
如果你把注意力转回到我们在上一次见面时讨论过的依赖性上，在这方面发生了些什么	引起来访者的反思
对于罗拉	
罗拉女士，你的情况又变糟了，我能理解这是因为你的母亲对你太粗暴了	确认压力
我们上次讨论过，重要的是你需要更加独立，与你的依赖性做抗争	与依赖性相关联
如果你从这个角度去考虑这个问题，你现在会建议自己做些什么	引起来访者的反思

使用空椅子技术就依赖模式进行讨论。空椅子技术是处理依赖（和其他复杂）模式的极佳技术。这种技术有许多种变体。关键是，一把椅子代表依赖者，另一把椅子的存在是为了让来访者从一定距离去看待依赖性。治疗师的任务是突出依赖性的特性，例如，在"依赖椅"上让来访者（中肯、言简意赅地）扮演依赖者，或者让来访者清晰地重新释义依赖者。

探讨依赖模式的空椅子技术的可行形式

- 双椅对话，一把椅子代表依赖性，另一把椅子代表健康的边界和独立自主（在图式疗法中，如果你使用这个方法：一把椅子代表依赖模式，另一把椅子代表健康的成年人模式）。来访者在代表依赖性的椅子上会体验和强调依赖模式的好处；而在代表独立自主的椅子上，来访者必须强调的是，虽然依赖是可以被理解的，但这会使自己处于痛苦中。来访者在代表独立自主的椅子上反思更自主的生活方式和由此带来的好处，这样可以让其体验改变带来的积极强化。

- 三椅对话中代表依赖性和代表健康边界的椅子与"双椅对话"一致。除此之外，当来访者意识到自己依赖的愿望无法被满足时，会添加一把代表悲伤的椅子。当上述的双椅对话开展时，这种形式通常会自发地产生。

- 根据格式塔疗法中的"未竟事宜"概念开展双椅对话。这里一把椅子为来访者而设；另一把椅子是（想象出来的）满足依赖性期待的人。来访者坐在代表自己的椅子上，对自己依赖的那个人倾诉所有的感情。重要的是，要表达依赖的愿望和对那个人没能实现这一点的愤怒。（通常来访者会沉浸在咒骂和沮丧之中，治疗师必须积极地去引导来访者说出寄托在那个人身上的愿望与期待）。来访者只有将两者都体验过之后，才能清楚地认识到，那些愿望与期待是虚幻的，他必须跟它们做个了断。在这个对话中，来访者还可以坐一下代表被依赖者的椅子，但这不是必需的。

- 还有一种双椅对话或三椅对话类似格式塔中针对"未竟事宜"的双椅对话，但有两把独立的椅子，分别代表来访者复杂情感的不同部分。坐在第一把椅子上代表依赖的愿望，坐在第二把椅子上代表对被依赖者感到的沮丧，还可以增加第三把椅子代表被依赖者。

案例研究 ──∞

治疗师与**罗拉**开展空椅子对话，以针对她的依赖性开展工作。

治疗师为依赖性提供了一把椅子，为健康、自主的边界提供了一把椅子。罗拉从"依赖椅"开始，再次对她的家人，尤其是她的母亲寄予厚望（"我希望你像其他父母一样爱自己的孩子"）。在自主的椅子上，她得以从第三方的角度看自己的愿望，并开始很客观地说，这些愿望在她的家庭里可能永远得不到实现。伴随这种认知而来的是悲伤的浪潮，第三把椅子就为此而设。在这把椅子上，罗拉体验到自己因愿望没有实现、也无法实现而感到的悲伤。治疗师支持这种体验，因为对罗拉而言，避免这种悲伤是依赖性的一个重要维持因素。

哀悼的工作。这个过程几乎离不开告别幻想、告别长期以来对他人的期望或被爱的希望。没有人喜欢体验这种经历，但很遗憾的是，有时候这是必要的。治疗师应该对这个过程表示欢迎，并提供治疗上的支持。值得注意的是，哀悼并不意味着永久地陷入悲伤！只要自我真正接受这些期待成空，悲伤总会在某一天成为过去。悲伤也为新事物创造了空间，例如，陪伴来访者自主地建立新的或更健康的关系。

案例研究

在**罗拉**的治疗中，"哀悼"的话题曾多次出现。一种情况出现在刚才描述的空椅子对话中。在随后的几周里，罗拉在与家人建立界限方面取得了良好的进展，不再"追求"得到他们的爱。当她确认这个过程在很大程度上还是被她的家人忽视时，她也同样感到悲伤。这一点在治疗对话中被提到，并得到了验证和解决。在之后的某一次治疗中，治疗师运用了一种想象技术，帮助罗拉处理她童年的记忆，即某次她的家人嘲笑她的场景（想象重构）。当小罗拉意识到自己无法让母亲做出改变时，她很伤心。治疗师详细地肯定了她的悲伤，并安慰了"小罗拉"。

不滥用治疗关系。如果来访者在治疗关系中展现了依赖性，那么治疗师可以非常巧妙地用这一点说明其依赖模式。但是，治疗师不应滥用这一点，不应将来访者的每一次示好都过分解读为依赖。

治疗关系中可用于与依赖性面质的来访者行为包括但不限于以下三点：

- 来访者对治疗师相对粗浅的观察或评论表示由衷的感谢；
- 来访者渴望从治疗师那里得到建议，或者得到治疗师对自己的问题的意见，但来访者实际上可以解决自己的问题；
- 来访者与治疗师接触中明显带有依赖性的抱怨。

治疗关系中不应被病理化的来访者行为包括但不限于以下三点：

- 来访者很高兴见到治疗师；
- 来访者对很有帮助的会谈表示感谢；
- 来访者对治疗师回溯某事后仍无法准确评估表示自己的兴趣。

相信来访者的自主性。治疗师通常会对来访者的脆弱性及情感上或功能上的依赖性做出反应，如"与内在儿童合作"或关心照顾他们。然而人们往往忽视的是，支持儿童发展自主性也是"父母"的任务。这也正是建立治疗关系与减少依赖性的意义所在。许多治疗师觉得这很难，因为他们觉得自己有一定的责任不让来访者感到挫败。但是，了解自主发展对来访者而言非常重要，且十分有帮助。除此之外，值得治疗师进行反思的是，在面对这些来访者时，自己是否陷入救世主陷阱。这种治疗师陷阱经常与来访者的依赖性陷阱一起发生（见第 8 章）。

现实地评估依赖性的强化作用。 如果来访者可以期待在减少依赖模式后生活得到改善，那么努力弱化依赖模式对他们非常具有吸引力。相反，如果来访者在减少依赖时体验到的益处无法抵消已经对他们产生的不利影响，那么，他们就会更倾向于接受自己的抵触。在这种情况下，不应当长期鼓励来访者改变其依赖模式。

降低改变依赖性动机的情况包括但不限于以下五点：

- 来访者的这种模式已经存在多年，并受到严重制约；
- 来访者的年龄已经太大了，向独立自主的角色转变应该早几年就开始；
- 放弃这种关系会带来损失（财务上的、社会关系上的）；
- 来访者几乎没有资源去变得独立或自食其力地独立生活；
- 这种依赖性的关系已经对其他关系造成了持续性的损害，诸如和朋友或家人的关系。

提升改变依赖性动机的情况包括但不限于以下四点：

- 来访者还很年轻，处于从受监护的青少年到独立的成年人的角色转换时期；
- 放弃这种依赖性的关系没有重大的社会关系或财务上的损失；
- 来访者有充足的资源保证独立；
- 当依赖性的关系被放弃时，来访者会面对的是"许多开放的路径"。

如果来访者对这些措施没有反应，则不继续提供治疗。 如果上述步骤对来访者均不可行，那么治疗师就不应再继续为他提供治疗。毕竟，在这种情况下，治疗支持了来访者的功能失调模式。如果治疗师继续为来访者提供治疗，即使已经跟他讨论了"依赖性"这个话题，并且被他拒绝了，治疗师也会向来访者传达一个信息，即这样继续下去是可行的。治疗师的支持甚至可能会导致来访者更容易忍受依赖性的关系中发生的情况，从而在这个关系中停留更长时间。此外，治疗师还会使来访者再次了解到，即使治疗什么作用都没有，它依旧是一件好事。为了同行的利益、自己的利益和同事的利益，要尽可能减少来访者无谓地使用治疗资源。如果你对此感到困难，第 8 章"救世主陷阱"中的建议可能会对你有所帮助。

案例研究 ———∘

治疗师与**玛吉特**多次讨论"依赖性"的话题，分析和讨论这种模式及玛吉特对丈夫的依赖给她带来的好处。玛吉特明白这种依赖性会维持自己的病症。然而，最终她还是未能下定决心，做好准备，努力变得更加独立自主。因此，治疗师在明确了这个情况后选择终止治疗。治疗师在结束时强调，玛吉特学到并理解了很多内容，但治疗似乎已经陷入"山穷水尽"的境地。治疗师告知玛吉特，在她想继续面对这个话题时欢迎随时回来，并鼓励玛吉特一定要让自己变得更加自由和独立。玛吉特对治疗的结果并不感到激动。然而，她能够理解，在目前阶段，治疗并没有给自己带来太多帮助，于是她咬牙接受了治疗的结果。

注意事项

- 如果一位来访者接受了你提供的较长期的治疗，且治疗对其几乎未起到什么作用，但她依旧对你表达极端的赞美，那么你最好对此持怀疑态度。

- 一旦你注意到来访者具有依赖的可能性，就应当开诚布公地谈论它。

- 准确地向来访者解释依赖性的概念，直到来访者理解。如果话题被转移，请继续回到这个话题。

- 坚持这种理念，因为只有有效干预来访者的依赖性，才能使其变得更健康。

- 使用空椅子技术让来访者能够接近与此主题相关的冲突。

- 如果来访者开始对自己的依赖性进行思考，那么就需要将哀悼、哀伤纳入治疗中。

- 面对现实，如果来访者拒绝针对依赖性开展工作，就接受这一点。

- 对于患有重症和慢性病的来访者，如果不太可能进行心理治疗，请考虑联络社会精神机构，将其作为心理治疗的更有效的替代方案。

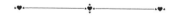

- 不要忽视你的理智看法，它会告诉你，应该对来访者做什么。

- 如果在治疗过程中出现了依赖性，不要害怕"掉头"。

- 如果来访者对"依赖性"主题做出反应或负担沉重，请不要"心慈手软"。换句话说，当来访者表达出她对主题感到不自在时，不要因为自己的内疚感而放弃这个话题。

- 如果来访者决定不对依赖性进行处理，那么请停止提供进一步的治疗！

第 2 章

系统替代家庭陷阱

如何识别这类来访者

这种陷阱的好处是什么

这种陷阱的最初迹象是什么

如何摆脱这种陷阱

在系统替代家庭陷阱中，在某种程度上，我们处理的是依赖性陷阱的极端版本。这些来访者并未将照顾自己的责任委派给他们周围的某个人，而是委派给了卫生系统的代表。他们的医生或治疗师是他们最重要的照顾者，扮演好患者角色或来访者角色可能是他们生活的核心内容。他们或者呼唤他人关爱自己，或者引发他人的"救世主本能"，或者通过自杀等行为威胁、"绑架"他们的照顾者。摆脱这种陷阱的方法在很大程度上取决于来访者所拥有的资源。如果他们的生活中没有太多资源，那么只能考虑由一些组织提供支持性护理供他们选择。对于那些有很多资源的来访者，明确的面质有时会带来变化。

案例研究 ——∞

索尼娅是一位 43 岁的来访者，20 多年前被确诊患有边缘型人格障碍且该障碍持续至今。在此期间，她逐渐不再伤害自己，但是她的慢性抑郁和强烈的自卑感变得更加突出。此外，她还患有严重的生理疾病，包括体重超重、糖尿病、多种过敏反应和纤维肌痛。她有过无数次因精神疾病住院的经历，有时是急性入院，有时长期住院则是为了方便接受心理治疗。总体而言，治疗只能使她的稳定状态维持一段时间。她长期在门诊接受诊疗，穿插接受精神科医生、心理治疗师的治疗，或者前往精神专科医院接受住院治疗。她已经退休 15 年，在过去 5 年中，她一直在考虑重新读大学。她在社会上相对孤立，与外界的接触仅限于看医生和接触其他病友。一对一的心理治疗对她而言非常重要，她总是做好准备，并且准时参与治疗。如果某次见面被取消，那么对她而言在后期补上这次见面非常重要。此外，她必须十分详细地讨论谈话中涉及的日常问题。索尼娅非常抵触这类尝试：使她的问题正常化、由她本人为解决问题承担更多责任或停止治疗——她力不从心，认为自己绝对需要治疗，并尽一切努力做好一切。

* * *

卡斯滕是一位 55 岁的来访者，因为慢性抑郁障碍和慢性疼痛第二次住院治疗。以往治疗中拟定的所有治疗方案对他都不起作用，因为他根本不执行治疗方案。当听到"这样下去不会有进展"时，他要么变得哀叹连连，要么做出自杀的暗示。据推测，他的学习能力因多年食用某类药物而受限。只有晚上在休息室里，他才会与其他来访者开展积极的互动。他有时还会参与棋盘游戏并乐在其中。

* * *

朱尔是一位 21 岁的来访者，因患有难以与强迫症区分的非典型性厌食症而多次住院。在家时，她必须强迫自己进食，虽然食量很少；但在住院过程中，她可以即刻开始遵循院方制订的所有饮食计划，在这个过程中也非常放松，且不需要强迫自己，在心理上也反应良好。她积极参加所有治疗，并且整体感觉良好。然而，当谈到出院计划时，她变得惊慌失措，说她不能回家，因为回到家里症状会立即复发。但她又说不出原因，并且总是回避针对她症状的功能性研究。她在住院期间显示不出任何症状。她的治疗师怀疑她家里的情况存在大量冲突。她反复将自己的父亲描述为有威胁性的人，总会咄咄逼人。她父亲对她的性侵犯问题也一直没得到解决。尽管如此，朱尔不能或不愿从家里搬出来，因为她觉得她对同样住在家里且患有精神疾病的妹妹负有责任。

如何识别这类来访者

行为模式

这类来访者最重要的特点是：他们参加过许多治疗，但并未从中获益。即使他们在治疗中取得成功，也无法将该成果迁移到日常生活中。对他们而言，重复的治疗也不会取得效果。

这一类型的部分来访者在治疗中表现得极其投入和配合，并且看上去十分努力，要成为"模范来访者"。他们的行为和态度堪称典范，由此确保自己拥有继续接受治疗的"权利"。他们非常自觉地完成作业，或者规范地填写工作表单。然而，这只是看上去表现得积极参与治疗，实际上对他们掌握新的能力没有太多帮助。

案例研究 ──∞

索尼娅是一位患有边缘型人格障碍的来访者，是一位名副其实的治疗"参与专家"。她对所有的治疗材料都认真对待。即使是反复填写过多次的欣施·R.（Hinsch R.）和普芬斯滕·U.（Pfingsten U.）的社交技能训练表单，她也会十分感兴趣并专注地填写。注意到护理人员没有对她服用的药物做记录时，她还会友好地提醒。在治疗中她给人的印象是，她就像小孩子一样努力获得表扬和认可。

在这类陷阱中，还有些来访者是更多地通过不断控诉生活无望而给人留下深刻印象的。他们在某种程度上不断地表现自己的痛苦，从而获得继续扮演来访者角色的"权利"。他们有规律地通过疼痛、损伤和各种症状抵制改变的建议和想法。然而，这种行为上的对抗通常导致治疗进入一个死胡同（"我能理解，你再也无法忍受我的抱怨……也许我就是不配得到帮助！"）

案例研究

长期抑郁的来访者**卡斯滕**通过诉苦来抵制所有面质和激发、动员他的尝试。他的抑郁和疼痛使一切皆无可能。此外，他的睡眠情况太糟糕，以至于他无精打采。药物的副作用剥夺了他生命中最后的快乐……他越来越多地给治疗师"敲响警钟"。但是当治疗师就此尝试沟通时，他却进一步陷入自己的痛苦中。治疗师尝试用心理治疗中的认知行为分析系统技术来模仿并告诉他，他已经进入了哪种恶性循环。对此，他只表现出微乎其微的兴趣，治疗师给出信息，但并不足以传递给这位"仿佛在旁观的男士"。

这类来访者通常与病友和治疗师保持紧密的关系。这并不奇怪，因为这些人大概是他最重要的支持者。例如，他们会照顾其他患者，有时甚至表现得像协同治疗师。如果其他患者的情况恶化，他们会向护理人员报告。在与病友接触中，他们能够获得自己在正常生活中缺乏的积极体验。与治疗师的关系对他们来说可能极其重要。臆想出的小冲突会导致他们迫切地尝试澄清。他们将精力更多地用于配合治疗工作，而不是用于将治疗成果迁移到现实生活中。

案例研究 ───∞

　　索尼娅会定期向疗养院报告病友的不良表现。然后，她会报告，在哪些病友身上出现过哪些症状，她已经与他们讨论过什么，以及为什么那些病友自己不来疗养基地。某次，一位护士毫不客气地提醒她，这不是她的工作，之后，她在下一次治疗中一遍又一遍地为自己辩白，尝试在一定程度上为自己受到的责备"开脱"。

＊　＊　＊

　　大多数时候，**卡斯滕**与人接触时显得哀怨又疲累。然而，晚上在公共休息室的固定聚会是个例外。他会变得不那么拘谨，有时甚至还会哈哈大笑。讲述自己在家的日常生活时，他说晚上的感觉与这一天中其余时间一样糟糕——这种好心情并不是因为每天正常的情绪波动。

治疗关系

在治疗关系中，这些来访者的表现相当突出，通常以下列三种基本模式之一呈现。

- 许多来访者在治疗中表现得非常专注、有责任心且努力，有时他们会表现得出乎意料的配合。然而，他们却缺乏兴趣或能力将治疗进展迁移到治疗环境以外。
- 或者，他们在治疗关系中表现出可以称为控诉式抵制的态度和行为，他们一边要求进行深入治疗，一边拒绝进入关系。
- 一些来访者对治疗师也表现出依赖模式。一方面，他们表现出自己的无助；另一方面，他们通过这种表现希望得到更多的关注和额外的照顾。

案例研究 ———∞

　　朱尔是一位年轻的患有进食障碍的来访者，她不想回到自己的家中，她在治疗师面前表现得非常努力。她和治疗师接触时像个好学生，态度甚至近似谦卑。对于她来说，做好每一件事从而被治疗师喜欢似乎非常重要。

＊　＊　＊

　　在治疗关系中，**卡斯滕**几乎不与治疗师接触，即使治疗师试图使用认知行为分析系统的心理治疗策略来反映他的这种模式是多么有害。然而，由于他在强调自己的痛苦，所以治疗师必须保持这种治疗关系——来访者的情况很差，必须得到进一步的治疗。

＊　＊　＊

法蒂玛是一名患有边缘型人格障碍的 22 岁来访者，童年时曾遭受虐待。从 14 岁起，她几乎一直在接受住院治疗或待在援助机构。在一次尝试庇护性训练失败后，她再次入院治疗。她经常在治疗师下班时提出自己出现危急情况。然后，她便会"偶然地"停在治疗师的办公室门口，迫切需要和治疗师进行谈话。

与症状的关系

一旦由医疗系统照顾，只有少量身处这种陷阱的来访者表现出低水平的症状负荷，更多的是像朱尔那样常常表现出严重的、令人绝望的、富有戏剧性的症状。这类来访者似乎对治疗存在抵抗力，因为他们会一次又一次地接受同样的治疗。因为来访者饱受痛苦，很显然需要被继续照顾，或者他们根本无法忍受自己的症状。以下是典型症状（但并非详尽无遗），可以单独或组合出现在来访者身上。

- 边缘型症状为十分重要的特征，同时这种症状也与持续由危机带来的危险或危害相关。
- 慢性抑郁症状导致痛苦，并阻碍来访者重新返回生活。
- 与持续性、强烈、急性疼痛相关的疼痛综合征，往往导致来访者对于药物产生依赖，如阿片类药物。
- 所有这些问题可能导致自杀倾向，且来访者对取消或终止治疗计划保持抵制。
- 严重的强迫症或严重的进食障碍可能会导致来访者不能回家掌控自己

的生活。

这类问题的一个极端形式是孟乔森综合征（Munchausen syndrome），也可能体现为代理性孟乔森综合征（Munchausen Syndrome by Proxy）。患者会模仿身患疾病症状的状态，以得到关注和护理。然而，（幸运的是）并非所有陷入这种陷阱的病例都患有孟乔森综合征。

案例研究 ────∘

孟乔森综合征个案

　　皮亚是一位 34 岁的来访者，来自一个不幸的家庭，被医生诊断患有周期性抑郁障碍，并随之出现人格障碍，因此她是医生、治疗师和援助项目的服务对象。在她身上总是出现许多疾病和事故，而它们的发展往往充满戏剧性，她需要经常看医生，这些情况令人印象深刻。她总是对这些疾病进行戏剧化的讲述，甚至在讲述时带着些许骄傲。在她的生活中，一切都是"大起大落"，遭遇窘境和危机（分居、房租、法警、儿子在学校的麻烦……）是她日常生活的常态。某一天她戏剧性地报告，她 11 岁的儿子试图服用她的药物自杀，所以她儿子如今在儿童与青少年精神病科接受治疗。但治疗师询问那里的同事得知，孩子头痛，并服用了他母亲提供的所谓止痛药。但事实上，她把自己服用的药物给了儿子，然后向儿童和青少年精神病科报告，说他儿子有自杀企图。然而，她儿子本人完全否认了这一点。

典型发展背景

临床经验并未显示陷于这类陷阱中的人具有某种特定的经历背景。但人们也很少看到普通的人生经历，来访者通常不会说他们是在健康、对其成长有益的家庭中长大的。以下方面会以单独或组合的方式规律地出现。

来访者的家庭因疾病不堪重负。在这些来访者的童年期，某位家庭成员往往有严重的疾病，致使每位家庭成员都因此不堪重负。典型的情况是父母一方或双方患有十分受限制的慢性病，如抑郁障碍或其他精神疾病、多发性硬化症、脑器官病变等。有时，也可能是兄弟姐妹存在残疾或患有严重精神疾病，对家庭生活产生了重大影响。而来访者对这些疾病的应对能力通常很差。在这种情况下，一方面，人们很早就体会到不堪重负，并且学会了不为改善困难局面承担责任；另一方面，卫生系统经常会被人们视为救世主并且会亲身体验。

家庭因来访者的疾病不堪重负。来访者本人也可能是此类负担沉重的慢性病或残疾的患者。在这种情况下，"只能期待从卫生系统得到援助"的体验会变得更加强烈。在某些情况下，特别是如果来访者在童年时期就必须过早地自己独立照料自己，那么医生或照顾者甚至可以成为替代父母的角色。

恶劣的家庭关系。一般来说，这种情况往往出现在家庭有困难、不堪重负，或者家中有虐待行为的情况下，而来访者又无法从这样的家庭中逃离。在这种情况下，任何表现都可能发生。

缺乏关于自主性发展的指导。有些故事与其说是虐待和灾难，不如说是来访者缺乏正常辨别生活中各种任务及责任的指导。来访者更多地将父母形容为迷茫的、"非主流、嬉皮士风格的"或在儿童成长过程中缺席的。在这种情况下，儿童或青少年无法学会针对眼前的沉重压力做出正常的判断，或者做出恰当且符合实际情况的反应。取而代之的是，他们会感知到沉重的负担，但随之而来的感觉按照病理学则可以被定义为"心理健康问题"，这些需要由公共卫生系统承担责任。

案例研究

索尼娅是慢性边缘型人格障碍患者，存在先天性视力障碍。她的母亲因照顾她而感到不堪重负。这可能由于索尼娅的并发症反复发作，并且必须采用大量治疗措施。另外，她的母亲自己也长期深陷慢性抑郁的困扰。因此，索尼娅曾讲述，她小时候经常独自去医院。有一些护士和咨询助理因她的情况心生恻隐，会给予她一些照顾。这是她在儿童和青少年时期非常喜欢去医院的原因。

朱尔是非典型性厌食症患者。如前所述，她来自一个相对不幸的家庭。她的父亲被描述为暴虐、有问题的人，并且对她进行过性侵犯，至少是冒犯性的行为。她母亲的心理状态也长期不稳定，因此无法对她的父亲起到良好的调节作用。朱尔有一个小她两岁的妹妹，朱尔在童年时就觉得自己应该对妹妹负责，因为妹妹总是过得很艰难。妹妹小时候曾被粗暴地欺侮，当时精神受到严重刺激。现在，朱尔仍然觉得自己对住在家里的妹妹负有责任。虽然家里经常发生冲突，情况也不断恶化，但她的想法没有任何改变。针对这种情况，所有家庭成员似乎都纠缠在一起。

＊　＊　＊

马雷克是一位 19 岁的来访者，在高中毕业后她被父母"送"到诊所。她从 15 岁起就有自残行为，但她的父母一直想让她自由决定是否针对这种行为做出改变。现在，她终于准备好接受治疗了。但是马雷克一点都不想改变自己的自残行为。她表示她的"社交焦虑"是她的主要问题。然而，这一问题在行为观察中并没有反映出来。相反，她非常善于建立关系，组织了许多与病友的活动，因此在很短的时间内就变得非常受欢迎。然而令人吃惊的是，马雷克不知道她在自己的生活里想做些什么。她对一些非常特别的事情有模糊的职业梦想，但她并不知道自己该如何实现它。当治疗师提到她的职业前途或她的自残行为时，她对此的反应是固执和幼稚的。

总之，她给人的印象是一个相当正常的女孩，只是没有得到任何指导，以便了解生活是如何运行的。特别是，她并未思考过，也不清楚，因角色改变产生的迷茫或不安全感等沮丧的感觉就是生活的一部分而已，可以在生活中通过积极地解决问题来消除。在医院里，她似乎满足于尽力将这些感觉当作特殊或紊乱的一部分，而不进入解决问题的阶段。

这种陷阱的好处是什么

总体来说，与依赖性陷阱一样，这种陷阱涉及来访者不为自己的生活负责，而是被动接受照顾。这种陷阱的促进因素是救济和社会支持，有时是一些非常"实在"的方式，如支付救济金或发放病假补助。但是，对许多来访者而言，特别是那些长期患有慢性病的来访者，他们在现实生活中的情况非常不稳定，几乎没有可供选择的资源，从而可以强化他们的自我功能。幸运的是，对于较年轻、慢性病较少的来访者而言，情况并非总是如此。

减轻责任的负担。这种强化作用对所有处于此模式的来访者均有效。来访者将自己应当承担的生活责任留给医生或治疗师承担。当一个人保持一定距离去观察目前的情况时，他不得不面对令人不快的真相。而通过由他人承担责任，来访者可以避免面对那些令人不快的真相。在这种情况下，所有针对"依赖性陷阱"的具有强化作用的操作方法，对这种陷阱也有效。

因疾病而得到的物质层面的继发性获益。在这些案例中，能够争取到或领取疾病补贴或残疾救济金等工资的替代收入，往往会起到关键性作用。留在医疗系统中即是人们"证明"自己无法继续工作的方式。

案例研究

多年来，边缘型人格障碍患者**索尼娅**一直在领取残疾救济金。她偶尔尝试打短期工，但由于人际关系问题和不安全感，屡屡遭遇失败。对索尼娅而言，延长救济金的领取总是带给她极大的压力，基本上自我调节失控会一并出现，这又导致她入院治疗。由此可以一直保证，在任何情况下她都可以一直领取残疾救济金。

几年来，索尼娅一直考虑参与课程学习，成为一名社会工作者。但是每当她开始规划具体步骤时，自我调节失控就会一并出现。由此导致她不断被送回医院接受紧急治疗，而每次的紧急治疗都需要处理上一次计划的步骤。没有一位治疗师敢于让索尼娅面对这样一个事实，即她的学习计划并不现实，实际上应该取消，但这又会剥夺索尼娅生命的意义！

荒谬地回避问题。有时候，在这个系统中也存在依赖行为，因为当事人并非期待领取补贴，而是有非常具体的目标。这类来访者可能会涉及犯罪领域，通常会被较快揭穿，因为他们的目的确实非常荒谬。例如，有人去找精神科医生，主要因为他想得到精神医学的鉴定，为自己的违法犯罪行为辩护（例如，因抑郁而无法填写"纳税申报表"，因健忘症忘记了债务，等等）。

社会联结与关怀。有这种模式的慢性抑郁障碍或严重社交焦虑障碍的患者，在治疗中心或医院会获得他们生活中所缺乏的社会联结。友好且善解人意的治疗师、护士或助理人员会关注他们。他们在"现实生活"中的真实互动往往不尽如人意，这主要是因为他们与相关人员社交时存在被动性，或者互动时较为笨拙、不熟练。

案例研究

　　患有慢性抑郁障碍的来访者**卡斯滕**宅在家里，"与世隔绝"。他经常连续几天不离开公寓，也没有什么朋友。在病房里，他遇到了同情他的病友，他们可以理解并接纳他。在这里，他两周内的社交量大约是平时六个月的社交量。

无须特别努力就能获得认同并"变得特别"。对于刚进入医疗系统的年轻来访者来说，"精神不稳定"的身份标签可以让他们无须付出努力就能得到认同。这也符合当前的社会趋势，即将自己定义为有心理健康、精神健康问题，在一些青少年群体中常见为"情绪化风格"。这些青少年主要为低龄女生，她们处于一种压抑、情绪不稳定和（生活中）情绪过载的状态。这种强化作用的后果特别严重，应当被尽快叫停，以便避免不必要的早期住院治疗。

案例研究

马雷克是位年轻、不成熟的来访者，隐约呈现出情绪不稳定，她在高中毕业后开始接受住院治疗。事实上，她应该已经完成职业定向。可是在医院里，她只想做一些"非常特别"的事情——但具体是什么事情，她完全不清楚。她没有任何爱好或特殊兴趣可以支持她拓展出自己想做的事情。对她而言，开始接受"正常"的教育或学习既费精力又没有吸引力：毕竟，她为了接受这种教育必须处理不确定性、探讨新的话题，同时不会快速变得特别。相比之下，医院里的活动对她更有吸引力：在这里，她是焦点，能得到很多关注。

这种陷阱的最初迹象是什么

依赖性陷阱通常只能在长时间治疗后才能检测到，与之相比，这种陷阱能够更快显现。然而，它们在表现上具有部分相似性：病史记录显示，来访者接受过高频次但没有效果的治疗，以及不愿过多承担自己的责任。

在病史中有频繁使用医疗系统的记录。 许多来访者都曾反复接受长期治疗。虽然有些来访者可能更像"治疗师漏斗"，但也有许多来访者已经接受同一治疗师长达几年或几十年的治疗。

通过治疗，来访者没有得到实质性的改善。 虽然受影响的来访者实际上得到了一切对他们而言"珍贵的东西"，但是他们没有从中受益，至少在他们的正常生活中没有获益。相较而言，他们在住院环境中才能获得较好的干预——就像朱尔一样，在医院里，她可以很容易地坚持其饮食计划，但这些干预在医院外却不起作用。

关注医疗系统，而不是关注自己的生活。 这些来访者通常忙于知晓医院能为他们提供什么，其他来访者如何对待他们，住院的流程是怎样的，他们的治疗师是谁，诸如此类，反倒不关注自己的生活。

如何摆脱这种陷阱

实事求是地讲，这种陷阱是许多来访者希望并能够牢牢抓住的东西。特别是在有很强的疾病继发性获益的情况下，来访者的另一种选择有时是非常可悲的。即便治疗师不愿意继续支撑下去，医疗系统还是能够为来访者提供许多方式的关怀。因此，对治疗师始终非常重要的是，自己首先要评估是否严肃地尝试将这种陷阱作为治疗主题。如果来访者的防御性非常强且替代方案又差，那么严肃地处理该陷阱可能触发严重的危机，也难以取得进展。在这种情况下，更明智的做法是力争将症状稳定在较低水平，或者为来访者引荐社会心理管理的支持，以便他得到长期护理，同时不会消耗太多的心理治疗资源。心理治疗师采用"转介"的策略并不罕见，但需要指出的是，这种陷阱只是被推到了另一个同事的办公室。如果根据自己的评估，治疗师认为对这种陷阱进行面质是值得的，那么应该把面质提上日程，并不屈不挠地执行下去。

评估防御性和替代方案。 对一部分来访者而言，让他们努力改变这种模式是值得的。对另一部分来访者而言，改变这种模式并不值得，因为在他们生活中已经提供的或可能提供的社会支持非常有限。这意味着留在陷阱里比离开它更好、更积极。如果是这种情况，那么治疗师应该把自己的作用限定在稳定来访者的症状，为他们引荐社会心理机构，最终可能也要采用"好言劝退式转介"的策略。无论是不是这种情况，治疗师都可以基于正常的思维和对现实的认知做出最佳判断。

如果来访者具有以下几个典型特点，那么让他留在这种陷阱中是更好的选择。

- 来访者年纪较大，面前有许多岔路，人生角色正在发生变化，不再有什么尚未抓住的机会。典型的例子是，来访者本来希望拥有一个家庭和自己的孩子，但她从未能抓住实现的机会。现在她已经 50 多岁了，命运已经关上了相应的机会之窗。
- 来访者的生活严重偏离正轨，如果他严肃认真地处理自己的模式，很可能会酿成悲剧。
- 来访者几乎没有资源支持他过上另一种生活。除了经济条件之外，还涉及他的职业发展、社会和家庭环境及他的智力。
- 多年以来，来访者的期望与现实之间存在巨大差异。因此，脱离现在的情况还要面临对严重自恋带来的伤害。

- 实事求是地讲，对来访者而言，与能够进行规划但缺少支持的生活相比，经常看医生和住院的生活更令他们快乐。

如果来访者具有以下几个特征，那么直接处理这种模式更值得。

- 来访者还很年轻，生活的路还很长，许多选择还是开放的，做重要的方向性决策的时刻还没到来。
- 来访者拥有丰富的资源，尤其是智力和社会资源方面。
- 来访者没有对现实提出从一开始就不太可能实现的过分要求。
- 总体而言，来访者拥有除看医生和住院外的替代方案，这种替代方案真切确实、基本令人满意，或者至少来访者付出合理的努力后可以达到。

 注意事项

　　治疗师倾向于暗示每个人都有巨大的发展潜力。然而，为了妥善应对这种陷阱，不能只是"盲目善意地"相信发展潜力，而必须"敦本务实地"看待事物的真实情况。

将症状稳定在较低水平。如果治疗师得出的结论是，直接处理这种陷阱的希望不大，那么必须放弃向来访者提供心理治疗的目标（如果治疗师仍在追求这一点）。有时候，其他方案也可能有用，即用"退而求其次的解决方案"帮助来访者，使他们的症状稳定在较低水平。这种方法不是让来访者洞察自己的行为功能，而是让他加入自助小组，让他至少可以与他人保持一些接触。

案例研究 ──∞

　　卡斯滕的治疗师决定在某个时候与他一起采用这种"退而求其次的解决方案"。治疗师向他解释，由于他的慢性症状，实现更多目标并不现实。在目前的情况下，他更应该考虑的是如何在日常生活中寻找自己的积极体验。卡斯滕的反应有些快快不快，毕竟他希望自己可以"最终真真正正地重新好起来"。然而，治疗师不屈不挠地坚守底线，让卡斯滕不论是否感到舒适，都必须参与进来。这也使结束治疗成为可能。

为来访者引荐社会精神疾病管理机构。对于存在严重精神症状的来访者而言，这种"退而求其次的解决方案"通常涉及联系社会精神疾病管理机构。机构可能安排一位社工提供服务，方法是通过定期拜访，就来访者日常生活中的事务提供帮助，并协助其为一些日常活动做好准备。一些来访者对此持开放的态度，另一些来访者则感到厌恶，内心觉得受伤和委屈，因为这种类型的护理意味着在一定程度上接受慢性病患者的状态。但是，治疗师不能因为他们的态度而动摇自己的底线！

案例研究 ──∞

　　医院的社工曾多次向**索尼娅**建议，为她提供社会精神疾病管理方案。目的是在日常生活中帮助她，避免她再次住院。索尼娅对这个建议一点也不心动——因为她仍然想学习，而且她也觉得来医院对她有很大帮助。治疗小组向索尼娅"推销"了一种解决方案——从目前来看，由于存在危机，读大学对她而言是不现实的，但如果她想在生活中更进一步，她随时可以恢复治疗。索尼娅随后不得不"咬牙切齿"地接受了这个方案。

"转介"来访者。如果治疗师觉得自己不能像上文描述的那样帮助来访者，那么实话实说，治疗师并没有太多可行的方式。来访者希望在治疗师的支持过程中随性暂停，同时又陷入长期沮丧，因为他从来没有感觉良好过。在这种情况下，"转介"可能是最好的选择，因为治疗师无论如何都没有更好的方法对待这类来访者。如果来访者的行为会对他自己造成伤害（例如，以高度自恋的方式贬低自己，或者在戏剧性的危机中反复将一切混为一谈），那么考虑这一方式就格外重要。然而，这种方法只是把问题转移到其他同事身上，卫生系统资源可能会被继续浪费，这些资源本应该更好地造福其他来访者。

实事求是地评估自己在系统中所扮演角色的局限性。对于上述措施而言，治疗师必须实事求是地评估自己在系统中的局限性。大多数时候，治疗师无法阻止来访者继续无意义地使用医疗资源和心理治疗资源，因为他们通常有很多方法找到其他从业者。另外，治疗师可能也被自己的机构或自己在机构中的角色所约束，而不能"转介"来访者。这也许是因为治疗师负责这一领域的急性精神病患者，抑或因为来访者使用私人保险看病。然而，治疗师必须接受这样的限制，因为即便你的上司也找不到解决问题的方法，而是更倾向于支持你接受这些限制。

忍受来访者的不满。通常情况下，处于这类陷阱中的来访者会对上述措施表达不满。他们不希望失去这种高质量的帮助，可能自己也不想承认深入的心理治疗根本帮不了他们。来访者的不满可能表现为给予你负面评价，申请更换另一位治疗师。你必须忍受这种不满。对具有陷入救世主陷阱倾向的治疗师而言，这通常格外困难。

沟通情况和明确目标。如果你相信来访者也许能够在自己的生活中做得更好，那么你应当明确、清晰、开诚布公地与来访者沟通其对医疗系统的依赖性问题，帮助来访者理解它。来访者的目标必须是能够自己独立生活，不再依赖于医院。

⌐ 规范化示例——∞

× 女士

× 女士，我感觉你在医院的进展比在家里更好，是这样吗？某种程度上，这是件好事，但坦白地说，这也很危险。我担心你在完全习惯医院后，不再愿意尝试解决你在实际生活中的问题。但这只能在短期内起作用——长远来看，这样做的后果只能由你自己承受。然后，你可能会成为一个"旋转门来访者"，需要不断地进出医院，你能明白我想表达的意思吗？我很想阻止这件事发生，你对此怎么想呢？

像对待依赖性来访者那样提供治疗支持。如果对来访者运用这种治疗方法，那么该过程通常和处理依赖性陷阱的过程大致相似。来访者必须明白，他需要对自己的生命负责，并经历必要的过程。

注意事项

- 在面对来访者时，如果他们接受了大量高密度、高强度的治疗而未得到改善，且生活中缺乏正性支持，原则上优先考虑陷入本章所述陷阱的可能性。

- 在与来访者就这种陷阱进行面质前，请先对他的正性支持系统或防御机制进行评估。

- 如果来访者仍然有切实可行的机会过上自己想要的生活，那么治疗师就要帮助他面对这种陷阱，然后坚持执行下去。

- 如果来访者未来没有离开这种陷阱的机会，那么治疗师可以采用将症状稳定在较低水平的策略替代心理治疗。如有必要，为来访者引荐社会心理机构。

- 如果有机会，考虑"转介"来访者。

- 如果鉴于自己的角色，治疗师仍需要面对留在系统中的来访者。请在继续为来访者提供治疗时，尽量将投入控制在最低水平。

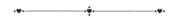

- 当来访者大概率不能过自己想要的生活时，避免明确的面质。否则，来访者的症状可能恶化，或者来访者因失望而自杀的可能性会增加。

- 不要被来访者的抱怨和／或自己的内疚感诱导，从而提供自己认为没有意义的治疗。

- 如果无法再对这种模式做些什么，请勿提供进一步的心理治疗。

第 **3** 章

纵 容 陷 阱

如何识别这类来访者

这种陷阱的好处是什么

这种陷阱的最初迹象是什么

如何摆脱这种陷阱

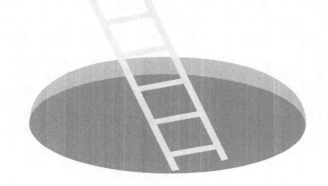

与治疗师一起踏入这类陷阱中的来访者最先想实现的就是让自己感觉好一点。来访者的负面情绪源于一个他们不得不努力去解决的具体问题，但这个问题他们自己看不到，或者拒绝承认。他们对治疗师的态度可能十分挑剔或苛刻。治疗师形容来访者的这种态度为"鱼与熊掌要兼得"。治疗师会经常发现，在这种情况下很难定位自己，因为他们必须非常直接地面对来访者。然而，只有在治疗师和来访者清楚地探讨过这种陷阱，并且来访者愿意严格按要求和／或规定去努力，来访者才能脱离陷阱。同时，来访者在这种情况下必须付出相当大的努力。

案例研究 ——∞

宝拉是一位 25 岁的来访者，她向心理治疗师做自我介绍时说自己患有抑郁障碍。她抱怨自己没有如预期的那样在自己的行业里站稳脚跟。她的工作很无聊，不尽如人意，所以她正在寻找一些新的机会，但她求职时收到的都是拒绝信。这使她不解并怀疑自己的自我价值。她为此已经请了半年病假，但她绝望的情绪并没有得到改善。她现在几乎没有精力处理自己工作上的事情。她只能不断想象，如果她的情况变好之后会怎样。她参与治疗的最主要目标就是提高她的自我价值。

宝拉女士颇费周折才勉强从中专毕业，然后在她母亲工作的商店接受零售商的培训。在母亲的鼎力支持下，她完成了培训，但成绩差强人意。从那以后，她一直在五金店当收银员。她基本上还算能够胜任，但轮班工作制的工作很累，而且薪水远低于她的预期。这就是她想寻找一些新机会的原因。她最近申请了项目经理和分店负责人的岗位，但是连面试机会都没有获得。这使她感到非常不安，在她的家庭医生面前痛哭一场后，她被诊断为抑郁障碍。她现在的情况有所好转，但她仍渴望突破自我，取得成功。

* 　 * 　 *

现年 48 岁的**马可**是一位待人友好、和蔼可亲的公司职员，他在治疗时的自我介绍中提到，因为他与妻子之间存在很多冲突，所以他对自己的生活整体上感到不满意。他参与治疗的目标是减少家庭冲突以得到更高的生活满意度。在诊断上，他的情况最多只符合适应障碍的诊断标准。

婚姻冲突的主要原因是马可的婚外情，他偶尔还同时有不止一个婚外情对象。马可理解他的妻子不能容忍这一点，但他现在又不想停止婚外情。他希望心理治疗能让他分析自己真正需要婚外情的原因。他自认为是一个道德高尚的人，对与他打交道的人持很高的标准。治疗师对此的印象是，马可有点自恋，因为他希望从婚姻中得到的比妻子可以容忍的更多。来访者表示可以接受这种说法，他自己也已经就此考虑过了，但他现在就是这样。

如何识别这类来访者

行为模式

这类来访者实际上没有任何特殊的心理病理学症状。他们通常会出现相对轻微而广泛的轴I障碍，如（通常是轻度或中度的）抑郁障碍，适应障碍或焦虑障碍。他们也会将自己的问题称为倦怠或无聊。其中一些来访者也符合上述某一疾病的标准，而其他来访者，如**马可**则不然。

此外，与深陷依赖性陷阱或系统替代家庭陷阱中的来访者不同，这类来访者在至今参加的治疗中不一定呈现出异常。其中一些来访者可能参加过治疗或教练辅导，另一些来访者则可能没有参加过。

更值得关注的是，来访者会想象自己的问题的背景。为此，我们必须仔细探索其触发机制。为什么来访者会感觉不好，发生了什么事？我们必须探讨和理解这种情况，以便能够尽可能准确地对其做出评估。

因为陷入这种陷阱的来访者经常会病理化自己的感觉，但从常规的角度看，这种感觉实际上是对令人沮丧的事件或情况的正常情感反应。他们身上发生了一些他们不喜欢的事情，也可能是很多人都不喜欢的事情。因此，他们有不满情绪是非常正常的，也是对这些经历的一种健康反应。然而，他们将自己的不满解释为一种病理化的体验，必须参加治疗予以修复。但是只要引起不满的情况本身没有改变，想要修复这种不满是不可能的，其实也是没有必要的。

案例研究 ──∞

令宝拉感到沮丧的是，她找不到一份比她目前在零售业的工作层次更高、条件更好的工作。她的这种感受很容易被理解。但是这种感觉并不是像抑郁障碍那样是神经质的，在抑郁障碍中，负面影响在很大程度上与现实没有关联，并且在某种程度上是被过分夸大的。而宝拉的感觉只是一种正常的挫折感。事实上，经过长达六个月的求职和没有结果的等待，她也发现这种感觉似乎是正常的。现在，她身上的病理学症状，如缺乏精力和动力，可能更多是由她长期请病假的消极情绪引起的，而非神经质的。

* * *

马可被多个冲突困扰着。一方面，虽然可以预见妻子会厌恶自己的出轨行为，但是他想继续自己的婚外情。另一方面，他希望把自己看作一个品德正直高尚、有正确社会导向的人，同时还是一个好丈夫。但这两方面并不兼容，因此会导致紧张的冲突。然而，这不是神经质的，而是追求内心愉悦和履行责任之间相对正常的冲突，显而易见，马可选择了放纵行为的那一边。这当然会导致他与妻子发生冲突，而这又反映了同样的问题，这种人际冲突是紧张和不适的另一个根源。他宁愿这样继续下去，在治疗中"修复"不适，而不是面对不适，寻求解决冲突的办法。

* * *

科里亚在心理治疗中介绍自己患有睡眠障碍。每天晚上他都在思索一些问题，这对他是一种折磨。在对他思索的内容进行详细了解之后，治疗师发现，作为一名餐馆老板，科里亚已经多年未履行纳税申报了，而且缴纳的税款也很少。与此同时，税务局也正在调查他。他面临巨额税款的追缴，但他又负担不起这笔钱；如果他继续躲避税务局的调查，会有坐牢的风险。但是他不想跟心理治疗师谈论这个话题，因为这"让他感觉不好"。

为了评估这种情况是否存在，治疗师需要对来访者的感受是"正常的"还是"神经质的"做出判断。在这方面，站在普通人的角度往往有助于帮助治疗师思考并精心设计治疗方案！因为当开启"治疗师思维"时，治疗师几乎会自动假设，来访者报告的令人不安的感觉会有一个神经质的源头。但是情况并非总是如此。表 3.1 就展示了一些典型的差异。

表 3.1　"神经质的"与"正常的"情感表达的不同之处

情感	神经质的表达	正常的表达
悲伤	来访者没有任何理由地表达悲伤，或对实际上进展相当顺利的事情表达悲伤	来访者对于失去或离别表达悲伤
悲伤——案例研究	斯特凡患有反复发作的抑郁障碍。当抑郁障碍发作时，他非常伤心但无法解释原因	伯特一直是一个狂热的徒步旅行者和登山者。但是他的病情不再允许他过度劳累，所以他不能再在山里徒步了。这使他有时很伤心
不自信	来访者觉得自己做得不够，尽管她的任务完成得很好。她在很多事情上都不相信自己，但是任何了解她的人都会认为她足够称职	来访者觉得自己做得不够，因为她没有成功地完成她想完成的任务。她对自己所获得的成就感到不满，但她所拥有的资源或她的自律性没有给她留下更多的回旋余地

（续表）

情感	神经质的表达	正常的表达
不自信——案例研究	斯特凡在抑郁障碍发作时感觉他一生没有任何成就。但实际上他在工作上和私下里都让人非常满意。他与家人相处愉快，同时也是一位敬业且受欢迎的老师	宝拉想有一份层次更高的工作。她对自己的职业地位感到不满意，因此有时感到不自信。她还是想取得更多成就
害怕	来访者对一些不太可能发生的事情感到害怕	来访者对可能发生的事情感到害怕
害怕——案例研究	麦克患有恐惧症。在惊恐发作时，他非常害怕自己会因心脏病发作而死亡。他多次给急诊医生打电话，尽管他心脏方面的问题已经被医生澄清，而且他的身体非常健康	彼得的妻子患了肺癌，检查出来时已是晚期。这种疾病的存活率很低。彼得非常害怕他的妻子不久之后就会离世
担心，反刍思维	来访者反复思考和担心不存在或不太可能的事物	来访者反复思考和担心在他们的生活中占据一席之地的事物
担心，反刍思维——案例研究	斯特凡在抑郁障碍发作时会反复思考自己的财务状况。他害怕自己会负债累累，所以当妻子买了一件新衣服时，他几乎无法忍受。但当斯特凡的抑郁障碍没发作时，他也知道自己对此不必感到担忧	科里亚反复思考自己的财务状况。事实上，他已经没有退路了，因为他拖欠了巨额税款
内疚	来访者感到内疚，即使她完全不必如此，因为没有什么可以责怪她的	来访者感到内疚，因为他做了错事，致使他人受到了伤害
内疚——案例研究	卡琳是一位身患抑郁障碍的社工，觉得自己应当对一切事物和对每个人都负责。当有人像她母亲在一生中一直做的那样，略带指责地面对她时，她会立刻感到痛苦且有深深的内疚感——不管是因为什么	有时，马可对他的妻子感到内疚。他觉得自己让她感到不幸福

（续表）

情感	神经质的表达	正常的表达
生气，愤怒	来访者生气或对他人感到愤怒，因为他觉得自己受到了不公平的待遇或被忽视，即使客观上并非如此	来访者对一名忽视他、不尊重他甚至恶意对待他的人感到愤怒
愤怒——案例研究	社工卡琳很少关注自己的需求，她几乎总是为他人着想。然而，在与她更熟悉的人相处时，若事情没有如她所愿，她可能会突然非常恼火——即使她以前从未讲述过自己的意愿	克斯汀发现她丈夫和自己最好的朋友多年来背着她搞婚外情。在她丈夫谎称去参加培训的那几周里，她必须请一个保姆，但是她丈夫其实是去和她的好友约会度假！克斯汀感到很受伤，同时对她的丈夫和好友感到愤怒
孤独	来访者感到孤独，尽管有爱他和对他很重要的人在自己身边	来访者感到孤独，因为他过着不与人接触的孤立生活，即使他很想和他人交流
孤独——案例研究	斯特凡在抑郁障碍发作时经常感到孤独。尽管他的妻子及与他关系很好的同事都非常喜欢他，并试图在他抑郁障碍发作时向他展示这一点，他却体会不到	马克斯一直以来都是一个工作狂。他的妻子早已离开他，他的孩子们也从多年前就不再想和他有任何联系，因为他们对他来说从来都不重要。现在，由于公司重组，他失去了工作。他待在家里，不知道该和谁说话，感到非常孤独

归根结底，这些来访者往往忽略了现实中令他们感到不愉快的方面，或明显或隐晦地期望正常的规则不适用于他们。因此，他们往往被治疗师认为是自恋的。然而，我们应当记住的是，自恋的概念实际上描述了通过高估自我和／或贬低他人来抵御消极情绪的机制。在自恋人格障碍的诊断标准中，自恋与自大和相当激进的模式息息相关。

但是，对许多这类来访者而言，事实并非如此，或者他们只是在有限的程度上符合上述标准。他们并不自夸，似乎只是不想经历挫折或不想受到限制。这就是为什么这种陷阱被称为纵容陷阱——他们与其说是自恋，不如说是骄纵任性。当然，这两者并不总是能截然分开的。

案例研究 ——∞

在**马可**的案例中，在某种程度上，他被贴上自恋者的标签可能是正确的。他知道，作为伴侣，大多数女性不会接受自己的婚外情。然而，他依旧不愿意放弃自己的婚外情，所以他坚持在这点上享有特殊待遇。他也享受来自婚外情对象的崇拜。然而，他不能被视为"绝对的自恋者"。一方面，他不会为了抬高自己而贬低他人。另一方面，他并没通过婚外情来抵御强烈的负面情绪。他只是喜欢继续这么做。而他喜欢做那个"被女士们围绕着的男士"，这个事实也并不是特别自恋。

* * *

宝拉在职业道路上想要的比她能够实现的更多。然而，她的欲望和想法并不是非常特殊的白日梦，更别说贬低他人以抬高自己。她显得相当天真，缺乏对现实的判断。此外，人们很难把她想象成病态的，因为她只是不想仅仅为了很少的收入而在对她不友好的工作时间里把生命浪费在五金店的货架上。

治疗关系

在治疗关系中，这些来访者可能是相当典型的"鱼与熊掌要兼得"。来访者希望自己感觉更好，但又对有关核心点的讨论不感兴趣。来访者可能会很直接地拒绝深入探究，并声称自己根本不想讨论某些话题。然而，随着症状的发展，来访者可能会屈服。涉及这一主题时，这意味着来访者发展出了某些症状，但来访者不能解决它。

案例研究 ——∞

科里亚不停地思考自己的财务状况并因此而睡不着觉，要知道他的财务状况在客观上已经堪称灾难。然而，尽管治疗师一再提出建议，他还是坚决拒绝谈论经济问题的解决方案，因为这会让他心情不好。

* * *

宝拉想让自己感觉更好，并拥有光明的前途。治疗师试图和她讲明，为了达到这一点，她应该回去继续干那份她已经用病假逃避了半年的工作。每当谈到这个话题时，宝拉总是会变得非常情绪化。她开始哭泣并抽抽搭搭地解释，只是想想回到这样的工作岗位上就让她觉得很可怕。那样做对她而言就意味着投降，因为那份工作让她感觉非常糟糕。除此之外，她想等自己感觉好一些和稳定一些后再回去工作。

如果来访者在这种情况下也存在自恋倾向，这往往可能会伴随着一个事实，即来访者似乎没有认真对待治疗服务或治疗师。治疗师会感觉自己和自己提供的治疗服务没有被认真地对待，并为此感到生气。在这些案例中，来访者常常给人的印象是他所受到的痛苦与压力并不是特别大。

案例研究 ──∞

马可似乎总是炫耀他的婚外情，而不是把它视为一个真正需要面对的问题。尽管治疗师一再告诉他这是不合适的，他还是一遍又一遍地尝试与女治疗师调情。他似乎很享受这样的游戏，就像他在婚外情中那样。同时，在马可看来，这种游戏似乎比认真解决他的问题更重要。

与症状的关系

通常，这类来访者没有严重的症状。与强迫症、饮食失调或边缘型人格障碍相比，抑郁障碍、睡眠障碍或倦怠更容易出现在他们身上。正如上文讨论过的，来访者描述的情绪问题或症状通常不是"真正的神经质"症状，而是来访者在他的生活中面对问题却又不想解决问题所带来的、正常情感的副作用。然而，当谈话涉及这些问题时，来访者身上作为症状的负面情绪自然会出现。

案例研究 ───∞

　　当治疗师和**宝拉**讨论恢复工作的必要性时，她哭了起来。她将此主要归因为"现在我又感觉不好了"。在她再次找工作又收到拒信时，同样的事情还会发生。

＊　＊　＊

　　马可不得不面对一个事实，即他根本不想放弃他从性欲中获得的乐趣，此时，他开始尝试与治疗师调情并开始炫耀。

　　这也意味着并不是当来访者的幻想与现实之间存在差异时，他们都应该首先脱离这种陷阱。如果他们出现了明显严重的症状，那么至少还有一个陷阱可以被优先选择为避难所。

案例研究 ───∞

　　索尼娅是一位43岁的慢性边缘型人格障碍患者，我们在"系统替代家庭陷阱"的案例中详细描述过（见第2章）。她有严重的慢性精神症状，并接受了大量治疗，但并没有从中获益。然而，这为她提供了社交机会，而让她无须真正面对生活中的问题。

　　索尼娅也存在本章所描述的陷阱的特点：她多年来一直计划读大学，但因为她的症状而不能开始。鉴于她的生物心理社会状况，成功地完成学业，从而开始职业生涯对她而言是不现实的，但她不允许自己有这种想法。从她的角度来看，缺乏成功是她痛苦的一部分，但这不是整体状况中出人意料的方面，针对她个人的整体情况，预计未来也不太可能有太大改变。毕竟这样可以让她回避对她困难状态的真实评估，并且让她保留了一份必要的幻想。

然而，她并没有被当作具有"纵容陷阱"特征的来访者予以治疗。这是因为她对医疗系统的依赖在这种情况下起绝对主导作用。总体而言，从长远的角度来看，为她提供较低限度的治疗似乎更加有利，即联络社会精神疾病管理机构为她提供支持，这会让她在社会交往上和心理上受到充分的照顾。这是把来访者纳入"系统替代家庭陷阱"的治疗目标。若心理治疗专注于来访者"读大学"这一目标（这是"纵容陷阱"的目标）实现的可能性，则可能并不会对她有进一步的帮助。

一个问题在某种程度上与该陷阱相关联，即拖延症。这可能因各种不同的原因而产生，也可能具有不同程度的联系。但是，"一定程度上的不喜欢处理琐事"总是在这类陷阱中扮演重要的角色。

典型的发展背景

在这种情况下，来访者往往找不到什么引人注意的经历，如创伤性的童年记忆等。不出意料的是，人们经常认为，来访者在童年时期往往被宠爱甚至溺爱，或者他人对来访者持有过高的标准和要求。此外，他们接受的教育可能很少强调应该认真对待他人的观点和需求，或者培养对挫折的容忍。

案例研究 ——∞

　　宝拉在童年和青少年时期在学校里的表现非常差。她妈妈总是努力帮助她，以使她取得一些过得去的成绩。这些帮助甚至包括向班级基金捐款，但她母亲从未试图对她的老师施加压力。在宝拉因为成绩不佳而无法继续读书后，她在父母的陪伴下学习，因此学习环境也稍微宽松一些。然而，她从来没有自主和独立地努力过。

　　　　　　　　　　　　* 　* 　*

　　马可说他是母亲眼中的"大宝贝"。母亲觉得他很棒，也很纵容他。他认为自己被宠坏了。但他也认为这是他应得的。

　　事实上，在这种情况下，特别关注来访者的发展背景常常是无效的。这同时所基于的一个事实是，许多参与治疗的来访者谈论他们的发展过程时总是会说到两个方向：（1）谈论生活和解决当前问题后的感受；（2）在某种程度上，他们的母亲或其他关系紧密的人实际上为他们当前的问题负责。在这类陷阱中，以下两个话题都应该是绝对被禁止的：第一，来访者不应该反省负面情绪，而应该反思产生负面情绪的原因；第二，来访者必须学会为自己的生活负责，而不是把责任转给自己的童年、母亲等。归根结底，重要的是使这些来访者接受正常状态，而不是将正常的感觉病理化。另一方面，分析探讨他们问题的背景可以让来访者多了解神经质的感觉（见表3.1）。

　　社会影响。除了发展经历的可能影响外，这种陷阱出现的另一个重要背景可能是，当前的职场政策和社会趋势降低了发现精神疾病的门槛。这在很多情况下是有帮助的，但在这种陷阱的情况下，它可能有相反的效果：在一定程度上，社会给他们提供机会，将他们的坏情绪作为一个主要的心理问题进行解释，当他们与治疗师交谈时，他们的坏情绪会得到缓解——但这种坏情绪并非冲突或真正的问题，只有真正的问题得到解决，情况才会好转。

这种陷阱的好处是什么

这种陷阱的好处是显而易见的：那些受影响的人可以用它来为自己申请和维持特殊治疗或特殊规则。这既可以是保留积极后果（在经典学习理论中的正强化），也可以是避免消极后果（即负强化）。然而，这么做的问题与任何问题行为一样，这种强化只有时间相当短的效果及影响，而从长远来看，它可能会产生严重的负面后果。

保持特殊待遇。这主要涉及来访者不愿放弃特别愉快的活动。不幸的是，这类模式的行为是为了满足自己的需求而损害他人的需求。

案例研究

马可想减少婚姻中的冲突。然而，他却不准备放弃自己的婚外情。这些婚外情让他一方面获得了大量积极的性满足，另一方面又通过女性对他的欣赏与称赞让他获得了自尊上的满足。与妻子的冲突代表了由此产生的长期负面后果，因为妻子对忠诚的需求被损害了。

避免厌恶性主题或职责。避免厌恶性刺激通常是一种正常且往往也很有意义的行为。然而在这种情况下，它也避开了一些事情，这些事情构成一个人的重要职责，对社会和社会运行至关重要。这通常可能导致其他人介入，并反复挽回糟糕的局面。这些事往往是大多数人不喜欢做的事情，但是出于责任感或对负面后果的恐惧，他们还是会完成这些事情，例如，纳税申报或其他与政府联系的事项，读信、写信、接打电话，照顾有需要的亲属，等等。

案例研究 ──∞

科里亚已经多年没有提交纳税申报表了。他只是讨厌它，并且从来没能按期或准时完成。因此，他需要频繁地支付罚款和补缴税款。而他的母亲总是帮他结清。她可能担心他最终会坐牢，这一后果并非不可能。但是他的母亲不能再介入了，因为她的积蓄已经用光了。

避免不喜欢的现实。有时，这与其说是摆脱具体的令人不快的职责，不如说是不想接受现实的限制。这种情况通常涉及诸如就业机会、住房机会或选择伴侣等主题。

案例研究 ──∞

观察宝拉的学业和职业轨迹时，我们会发现，实际上她至少能找到一份适合自己的工作。但是对于她申请的和她梦想的其他工作，她的资历并不够。此外，作为之前没有相关经验的人，她很可能会感到不知所措。但是承认这一点让她很痛苦，因为她非常清楚自己目前工作的缺点——收入低、轮班、晋升机会少。

这种陷阱的最初迹象是什么

在治疗开始时我们就可以发现这种陷阱，它主要表现在来访者抱怨的负面经历实际上并非神经质的、没有现实基础的，而是确实存在的，但是这些经历让人产生不快是很正常的，并非病理性的。在治疗过程中，如果忽略这种陷阱，之前提到的"鱼与熊掌要兼得"的感觉可能会出现在反移情中。

抱怨的经历并非神经质的。 为了确定这一点，治疗师必须仔细询问来访者负面体验的背景（见表 3.1）。如果治疗师愿意在治疗过程中根据正常的思维进行判断，那么发现这一点会更容易。作为一名治疗师，如果我们觉得对帮助来访者远离他们的负面情绪负有根本责任，那么发现这一点会比较困难。对于具有理想主义的治疗师来说，这种评估会比较困难，他们往往会高估而非低估来访者的前景。

"鱼与熊掌要兼得"出现在反移情中。 在治疗师与来访者详细讨论相关主题之后，来访者依然不会有什么改变，还是原地踏步，继续抱怨同样的问题，此时，这种感觉就会产生。

如何摆脱这种陷阱

治疗师可以与来访者明确探讨，从而摆脱这种陷阱。重要的是要向来访者传达他想要避免的是什么，然后进行反思，想清楚自己已经准备好付出哪些努力。如果痛苦的压力不足以引发来访者的改变，那么治疗师应尽可能与来访者一起确定这一点，并不再提供进一步的治疗。

使负面情绪正常化。重要的是治疗师要向来访者传达，他的负面情绪本身不是"精神错乱"，而是对特定情况的正常情感反应。在这一点上，这种情感反应是"健康"的、"正常"的。

验证负面体验。即使是"健康"的情感反应也会令人不快！睡眠不足总是令人痛苦的，无论失眠是"神经质的"还是"正常的"情绪造成的。在这方面，负面体验的真实性可以得到肯定且应当得到肯定。但是，这并不等同于这种负面体验可以被单独"治疗"。

聚焦真正的问题。相反，为了缓解或消除负面情绪，治疗应该聚焦于真正的问题。来访者只有处理了真正的问题，才能持续减少自己的负面体验。

正常化和肯定负面情绪——科里亚案例中的规范示例	
科里亚，你来这里的原因是你希望能睡个好觉。我能理解这一点，睡眠不好会造成很大的压力	提到负面体验并肯定负面体验的真实性
然而，你睡得很糟糕是因为你对自己的财务状况想得太多。这的确是个严重的问题——你拖欠的税款金额巨大，无论你如何回避这一点，你都无法逃脱这些债务	提到真正的问题
当我们面对如此严重的问题时，思考和担心是正常的。这一点对我们很重要，因为这通常会推动我们着手解决这个问题。因此，我认为你应该将这种想法和睡眠不好作为最终解决你的税务问题的信号。如果你这样做，你会睡得更好	在治疗过程中正常化负面体验
因此，我的建议是我们针对这一点来解决真正的问题！作为解决你的税务问题的第一步，我们现在可以采取哪些措施	聚焦于真正的问题

解释"正常情绪"和"神经质情绪"之间的区别。对于许多来访者来说，这种观点起初是令人惊讶的。毕竟，他们认为治疗师有责任帮助来访者

缓解不良情绪。解释"正常情绪"和"神经质情绪"之间的区别非常有帮助。它还有助于帮助来访者将治疗的重点放在"实际问题"而非"消极感受"上。

解释"正常情绪"与"神经质情绪"之间的区别——宝拉案例中的规范示例	
宝拉，你说你想先稳定自己的自我价值，然后才能重新开始工作。但我认为你需要回去工作，这样你的自我价值才能得到提高。我想向你解释一些事情。我称之为"正常情绪"和"神经质情绪"之间的区别，这样可以让整件事变得更清楚	引入区别
良好的自我价值感通常来自于获得对自我很重要的东西。例如，我从工作中获得让我开心的好朋友或一段亲密关系，或者工作中本来就有好朋友或一段亲密关系。但是，如果生活的某个重要领域运行不畅，那么自我价值就会下降。你能理解么？我认为你现在就是这种情况。你想找另一份工作，但你没有得到它，即使你竭尽全力去争取它。这对自我价值非常不利！此时，人们一般都会感到不愉快，甚至会有些自我价值感降低，这是正常的反应。你可以理解这一点吗	阐述"正常情绪"的感觉
但也有一些人有我刚才所说的"神经质情绪"。你听过这个词吗？可以大致理解为"与现实情况关联不大的情绪"。如果你有"神经质情绪"，你不会是现在这种情况，而是会更糟。例如，有些人实际上每件事都做得很好，别人都认为他们应该拥有良好的自我价值感。但是，无论他们有多么成功，他们仍然觉得自己是失败者。他们的生活和自我价值并没有合二为一。你明白吗？你不是这样的，对吧	与"神经质情绪"的感觉划清界限
解释这一点是因为针对两类情绪的治疗有很大的区别。如果你有因为"神经质情绪"引发的低自我价值，那么我们必须直接针对你的自我价值问题开展工作。例如，让你能像他人看待你一样看待自己，帮助你更加了解自己。但是，如果你只是因为生活中的不顺利导致自我价值感低，那么我们必须努力使你的生活回到正轨。只有这样，你的自我价值感才能得到提升。你明白它们之间的区别吗？你就像我所说的第二种情况，或者你有什么其他看法吗	解释治疗程序的差异，并与来访者相关联

坚持关注"实际问题"。在来访者不解决自己真正的问题前，治疗师和来访者围绕着她的不良情绪打转是无法帮助来访者的。因此，我们必须坚持

在现实背景下解决问题，以取得进步。这意味着要放弃短期强化，以实现长期强化。

案例研究 ───∞

宝拉必须接受她目前找不到自己梦想中的工作这一现实。接下来她可以做的是，在她的生活中建立替代强化和 / 或逐步实现现实中的职业发展。

* * *

马可必须认识到，他不可能同时拥有婚外情和一段幸福的婚姻关系。他可以选择继续自己的婚外情，并让妻子感觉失望，而导致冲突；或者选择放弃他的短期强化物（即婚外情），结束自己的婚外情。他也许能找到其他令自己快乐且不影响幸福婚姻的活动，但在现实中，很少有什么事情能像婚外情这样，有这么好的短期强化作用……

运用空椅子对话技术。在这种情况下，空椅子对话也非常适合向来访者说明他陷入的（真正的）冲突。一把椅子代表保留目前的模式，在此会讨论相应模式的强化作用。另一把椅子代表一种更长期、更客观的视角——在治疗中通常更多是治疗师的观点而非来访者的。

案例研究 ───∞

科里亚：治疗师与科里亚一起用两把椅子开展了空椅子对话。

一把椅子代表科里亚的立场，另一把椅子代表"他不可能这样继续下去"的观点。科里亚很清楚这个观点，但通常由其他人（治疗师、他的妻子、他的商业伙伴）来代表这一观点。

最初，科里亚相当活跃地和近乎机智地解释了他为什么不喜欢"纳税申报表"：这一点都不好玩，他必须表现得一团糟，随着灾难临近，他"像傻子一样站在那里"，最后还是背上了债务。他为什么要那么做？随后，治疗师请他坐在另一把椅子上——事情从那里看是怎么样的？科里亚开始沉思，并说出了自己一向对外隐藏的东西：如果他不及时停止，他最终可能会坐牢。这令人不适，但他拖得越久，一切就会变得越让人难受。

澄清痛苦的压力。来访者最终是否接受治疗师的提议，这取决于许多因素，而痛苦的压力在这里发挥着很重要的作用。与来访者公开讨论这个问题，这通常比与来访者绕着圈子说这个问题更令人愉快。

马可案例中的规范化示例 ──∞

"马可，我不知道你的痛苦有多大？当然，你发现自己婚姻中的冲突令人不快，与之相对的是婚外情带给你的快感。我对此的印象是，只要你的妻子纵容你并留在你身边，痛苦的压力是不足以使你真的有所改变的，是不是这样？"

在治疗中，将发展背景作为次要元素包含进去。许多来访者模模糊糊地认为，在心理治疗中应该谈论童年。在许多情况下，谈及童年会有帮助，但它也可能是一种回避策略。如果来访者有一个与当下高度相关的问题需要解决，那么治疗师应该优先处理它！只有当发展背景为来访者的需求提供解释模型时，它才应该被包含进治疗里。换句话说，求助于童年可以解释为什么来访者有如此高的要求——但这并不能改变事实，他必须处理他目前的问题！

——马可案例中的规范化示例 ——∞

"马可，你一再说，你想分析一下婚外情给你带来了什么。短期强化作用是很明显的一点，但这对你来说似乎并不够深入。当你谈到自己的童年时，我脑海里闪过的念头就是，你可能在很小的时候就被宠坏了。你曾经说过，你是你母亲眼中的'大宝贝'，她为你做了一切。大概你受到的限制太少了，所以才会萌生出一种念头，就是自己做所有事情都是被允许的。是这样吗？如果是这样的话，那么我认为重要的是，你现在应该意识到，你给自己的妻子带来了多大的压力，无论你是否想继续这样生活下去。"

后续治疗应与来访者相应的行为相关。如果治疗师已经用这种方式充分地改变了来访者对问题的理解，那么应该由来访者决定是否做出改变。然而，制定的后续治疗方案应与来访者相应的行为相关，否则会存在风险，即来访者虽然始终意识到治疗师是对的，但他不会努力解决自己的问题。

宝拉案例中的规范化示例 ───∞

"宝拉，我很高兴你想重新开始工作。你什么时候会和你的家庭医生讨论逐步重返社会的计划？我建议我们在此之后再安排下一次的见面，这样你可以把计划带来，我们继续讨论下一步，比如你如何与上司进行沟通之类的。"

对治疗是否采用了适当的方式持怀疑态度。 心理治疗可能不是对来访者最有利的方案。治疗师也应该公开讨论这个问题！

案例研究 ───∞

如果**科里亚**需要真正解决他的税务问题，那么他可以从法律咨询或税务顾问那里获得更好的支持。

* * *

对于**马可**来说，他可能仍然希望"分析"自己婚外情的背景。然而，他在占用了大量的治疗资源后，仍然没有一个诊断被证明是正确的，他并不真正认同自恋的概念。他可能会对其他的（需自己付费的）自我体验导向的治疗或课程感兴趣。

若没有变化，则结束治疗。 尽管治疗师采取了所有这些措施，但来访者仍不能下决心改变，此时治疗师继续提供治疗就没有什么意义了。这一点最好公开地加以讨论。

注意事项

- 使来访者的负面情绪正常化。

- 如有必要，对来访者解释"正常情绪"和"神经质情绪"之间的区别及其对心理治疗的意义。

- 关注来访者的实际问题。

- 明确痛苦的压力，接受对来访者有强化作用的情况及来访者的动机。

- 接受来访者的决定，不管该决定是支持改变还是反对改变。

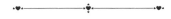

- 不要以无关联的方式处理负面情绪。

- 不要与来访者详细谈论童年。

- 如果来访者不想对任何有关实际问题的事情做出改变，请勿继续提供治疗。

第 4 章

错 误 设 置 陷 阱

被困在这类陷阱中的来访者会感觉很糟糕。但是这种感觉是由于心理治疗并不是真正能恰当解决问题的方案。典型的例子是那些负债累累、与他人关系非常紧张或职业前景一片暗淡的来访者。然而，与陷入纵容陷阱中的来访者不同，这类来访者并不一定会否认"真正的问题"，他们常常只是出于某些偶然因素而接受了心理治疗。脱离这种陷阱的出路是帮助来访者找到更匹配其需求的支持性服务。

案例研究 ——∞

44 岁的**卡特琳**在朋友的建议下自己主动参加了心理治疗。卡特琳的朋友说她需要帮助，应该去找心理医生。因为她有着太多经济问题，所以感觉非常糟糕。她的前任花了很多钱，所以她现在欠了很多债务。她住在一套自购的公寓中，但是即使将这套公寓出售也帮不了她太多，因为目前她在公寓上所欠的贷款甚至比卖出公寓获得的收益还高。卡特琳感觉压力很大，十分紧张。

* * *

51 岁的**格特**根据家庭医生的建议前来接受治疗。他是一名印刷工人，近年来对工作中必须接触的染料过敏。因此，从长远来看，他不能再继续自己的工作。但就业办公室拒绝对他开展再就业技能培训，这很可能因为他患有糖尿病和高血压。他申请接受心身医学康复治疗，但也被驳回了。格特先生觉得，他的家庭医生也不知道该怎么做，因此他的家庭医生给出了抑郁障碍的诊断，并建议他寻求心理治疗的支持。格特先生似乎对自己的职业前途感到非常困惑和绝望。

＊　＊　＊

39 岁的**玛丽娜**说，她感觉非常紧张，不能恢复平静。当探寻她的生活状况时，治疗师发现，她仍然和她的前任住在同一套公寓里，但一年前他们就已经分居了。这背后有经济原因，她买不起自己的公寓，因为她只有一份兼职的工作。同时，政府将她和她的前任划分为一个需求整体，因此她不能得到其他的政府补助。此外，这对已经分手的伴侣还养了一只狗和两只猫，她很依恋它们。而它们需要当前住所的花园。

如何识别这类来访者

行为模式

在这类来访者中，神经质的问题并不是当前痛苦的根源。相反，他们有巨大的、现实的心理社会问题，所以大概每个人都会感觉很糟糕。如果人们用正常的思维去看待他们的处境，或者把自己代入其中思考，很可能和他们一样感觉十分糟糕。

案例研究 ———∘

　　负债累累的来访者**卡特琳**从银行、政府及法院收到越来越多的邮件。她几乎不敢打开邮箱，当她打开邮箱时，她会十分恐惧且心跳加速。她已经几个星期没有打开过自己的邮箱了，因为她实在太害怕看到里面的内容了，也不知道该怎么做。

* * *

　　玛丽娜仍然和她的前任住在一起，她说两人已经不再互相交谈。如果他们不得不在早上同时离开家，她总是会竖起耳朵听他在浴室的动静，然后不吃早餐就离开家，以避免和前任在厨房碰面。类似于谁出去遛狗这样的问题，他们往往通过写纸条沟通。

　　当然，这种情况往往也是由于不当的生活选择、较低的问题解决能力及较差的应对能力等原因所致。导致这种苦难的自我原因总是能很明显地被辨别出来。所以，通常人们很容易理解，为什么来访者目前遇到问题但无法解决，并由此导致他持续处于困境之中。

与依赖性陷阱的区别。在某些情况下，这种陷阱可能与第 1 章描述的依赖性陷阱相互重叠。因为这些来访者往往会在特别长的一段时间内盲目依赖、不加思考地迷恋他人，但其实他们应该对自己依赖的人多一点怀疑。但是，对处于错误设置陷阱中的人们，摆脱依赖性不应是首要目标——因为我们在讨论车为什么会陷入泥潭之前，首先要把车从泥潭里拉出来。

┌─ **案例研究** ──────∘

　　鉴于**卡特琳**的描述，她与前男友的关系导致了她目前的债务问题，这让人想到她对关系的选择相当天真和过于乐观。她很高兴终于找到了一个人，并忽视了朋友的劝告——她的男朋友是一个"轻浮的人"。她要是听从朋友的劝告就好了……然而，她的债务负担目前压力太大，必须首先得到解决。

　　与纵容陷阱的区别。这种陷阱也可能与纵容陷阱相重叠（见第 3 章）。在这两类陷阱中，来访者当下的问题都不是神经质的情绪状况，而是产生于当前情况的消极情绪。这两种陷阱的区别在于，处于纵容陷阱中的来访者可能非常苛刻地坚持要缓解甚至消除他们的负面情绪，但并不想聚焦于他们真正的问题。但处于错误设置陷阱中的来访者能够看到情况的消极方面，并希望有所改变，同时又觉得不堪重负。与处于纵容陷阱中那些看起来相当苛刻的来访者相比，处于错误设置陷阱中的来访者往往显得无助和无力。

治疗关系

　　在治疗关系中，治疗师遇到的这些来访者通常是困惑、无助、备受折磨的。但是，来访者的这些情绪主要与当前的问题有关，而非神经质的。

┌─ **案例研究** ──────∘

　　当被问及为什么她还没有找新公寓时，**玛丽娜**的反应是非常紧张、恼怒和绝望。她详细地解释，政府机构已经通知她，她不会得到任何政府援助。同时，她那份兼职工作的工资负担不起一套新的公寓，而且她不想让她的宠物离开花园。治疗师可以理解这一切，包括玛丽娜激动的状态。同时，治疗师又感到有些困惑，因为她真的不知道自己该如何尽最大努力去帮助玛丽娜。

治疗师可能产生的比较典型的反移情感受是无助或困惑。这种无助更多地源于对当前的情况缺乏解决方法，而非因为治疗师与来访者的互动，就像面对非常依赖或自恋的来访者那样。治疗师可能有卷起袖子解决问题的冲动，而不是改变来访者的认知。

案例研究

玛丽娜的治疗师正计划打电话询问一位社工朋友，如何使来访者从政府获得福利住房。她还建议来访者去询问动物收容所是否能为"离异家庭宠物"提供安置。

这些来访者经常被那些可能有同样感觉无力或无助的人送去接受治疗。如果来访者目前正在请病假，这可能是她的家庭医生或全科医生开的处方，因为他们也不知道下一步该做什么。否则，往往是朋友或亲戚让来访者来接受治疗，他们对来访者的印象是：他需要帮助，但他自己不一定知道该寻求哪个系统的帮助。

与症状的关系

这类来访者自我感觉很差，但与处于纵容陷阱中的来访者相似的是，这些感觉更多是由于问题本身引发，较少是由于神经质的影响。鉴于当前的问题，来访者对未来的绝望、胡思乱想或负面看法很容易被理解。他们通常在诊断上有明显的适应障碍。因此，当情况非常严重时，这对他们造成的影响会让他们格外紧张和消极。但是，如果来访者可以分散注意力，那么情况要好得多。

案例研究

　　格特身为印刷工却对颜料过敏，他一个人在家时总是感觉特别糟糕。他感觉受到了很大的拘束，常常胡思乱想，感到绝望，也会睡不着觉。上周末，他去参加他哥哥的银婚庆典，他表示，在那里他过得不错。他感觉很好，还见到许多老朋友，他的那些胡思乱想就像被风吹走了一样。

　　与纵容陷阱一样，人们应该考虑那些症状相对轻的来访者身上出现的陷阱。但是如果来访者存在严重的症状，如进食障碍、边缘型人格障碍或重性抑郁障碍等，那么采用更复杂的治疗是绝对必要的。即使功能失调的情况产生于来访者做出的一个又一个神经质驱动的决定，从而使来访者从一个危机滑向另一个危机，治疗师也绝不能假定这种陷阱具有高优先级——即使来访者的情况是非常迷茫且难以解决的！

案例研究 ———∞

尼古拉是一位 24 岁的来访者，有长期的多种毒品使用史和边缘型人格障碍史。她通过一次又一次卖淫来满足自己的生活所需和毒品需求。她提到在救护车上时自己的情况已经十分严重，因为当时她已经失去了意识。她和她的毒品供应者是男女朋友关系，部分原因是她欠了男友的债。因为男友具有暴力倾向，所以她想和男友分开。但男友威胁她会后悔的。尼古拉很害怕，因为她知道男友已经打败了他的竞争对手。两天前，她还得知自己怀孕了——她认为自己在三次堕胎之后，怀孕对她已经不可能了。这位来访者也陷入了非常困难的境地，但她严重的症状是基础。这就是为什么我们对这位来访者不会基于这种陷阱进行思考。

典型的发展背景

在这些案例中，没有典型的成长经历可以用于解释来访者困于这种陷阱的原因。根据成长过程中的习得，来访者在心理上可能具有外归因和被动应对的倾向。受影响的来访者似乎没有很好的判断力和高水平的问题解决能力。在这一点上，来访者经常有其发展的模式。然而，来访者通常会有这样的印象，如果自己运气不那么差，自己的生活可能会变得更好。因此，这些来访者并不想深入探寻他们问题的发展背景——充其量就是在与心理学家谈论童年的老生常谈的基础上进行反省。

案例研究 ─∞

　　卡特琳是一个因为前任的关系而背负债务的来访者。她高大而健壮，但缺乏女性魅力，在与人接触时显得有些笨拙。她说，她童年时期就注意到自己的高大和笨拙。然而那时她踢足球，所以整体上过得很好。但是，她不是那么受男性欢迎，有些时候她不得不忍受这一点。这也就是为什么她没有注意她的前任是不是真的对她感兴趣。她只是很高兴被人所爱，时至今日她对此仍感到很难堪。

＊　＊　＊

　　格特在一个工人家庭中长大。他所有的兄弟姐妹和他一样都是学徒工出身。他的父亲曾因背部受伤而提前退休，他的母亲经常生病，但"体重基本在正常范围内，只超重了几公斤"。他形容自己的童年和人际关系"一切正常"。他的家人还建议他提前退休。

这种陷阱的好处是什么

　　这些来访者所遇到的情景通常是非常令人不愉快的，几乎没有任何正向的支持作用。但是，领取社会保障福利替代工资是有支持作用的。除此之外，与解决问题相比，让来访者留在这种情景中往往是更简单的短期问题解决办法。要解决问题，我们通常需要迈出艰难的第一步。

　　通过领取社会保障福利得到正向强化。当来访者的问题涉及不能继续从事上一份工作时，受影响的来访者往往通过医生开的病假单获得病假工资。从长远来看，他们希望申请获得养老金。如果情况复杂，如过敏或其他情况，受影响的来访者"实际上"是健康的，那么他们通常使用抑郁障碍的诊断请病假，以此作为替代方法。然后，他们可能还"必须"通过治疗来证明，他们真的患有抑郁障碍，以保持这种状态。如果存在这样的情况，那么解决问题就会更加困难！

案例研究 ──∞

　　格特是位对颜料过敏的印刷工人，由于过敏症状，他实际上没有在同行业再就业的可能。但是到目前为止，他还没有被批准再次接受职业技能培训。他通过抑郁障碍诊断来请病假，并获得病假工资。从长远来看，他希望获得残疾救济金。

避免短期厌恶性情况的步骤。即便这种情况从外界看让人几乎难以忍受，但受影响的来访者也会习以为常，与努力做出改变相比，在短时间内维持这种局面可能对他们而言并"不那么糟糕"。因为做出改变可能涉及使他们自身卷入可怕的冲突、放弃安全感或离开某些事物。

案例研究 ──∞

　　玛丽娜因为宠物和财务方面的原因，仍然与她的前任伴侣生活在一起，她担心如果她离开，就会失去她的宠物。另外，她的财务状况非常不稳定，令人担心的是她只会找到一个更糟糕的住处。相比之下，虽然目前的情况令人不快，但至少玛丽娜很清楚她是如何在这种情况下"生存"的。

这种陷阱的最初迹象是什么

如果治疗师在治疗初期就加以注意，这种陷阱是相对容易识别的。来访者的主要问题是他们自身非常不愉快的状况，以及缺乏解决问题的方式。他们的治疗推动力更多倾向于获得现实中的实际援助，而不是处理自己的问题的基本模式。

缺乏解决问题的方式。 在所有这些情况下，来访者都有一个客观上不容易解决的真正的心理社会问题。来访者可能在解决问题的能力方面存在特殊缺陷，也许是因为缺乏资金，也许是因为不具备解决问题的知识。

实际援助的冲动。 如果治疗师知道如何在多学科团队中工作，那么这些来访者会诱发治疗师产生"将他送到社会工作者那里"的冲动。治疗师觉得应该卷起袖子，解决问题。来访者在解决问题后是否仍然需要心理治疗，这一点没有被提及——但情况通常并非如此。

如何摆脱这种陷阱

来访者只有解决他们现实中的棘手情况，才能脱离这种陷阱，而不是通过严格意义上的心理治疗达到这一点。因此，治疗师应该帮助他得到最好的支持。得到支持便意味着他的需求已经得到满足，而不再需要继续接受治疗。对于高继发性疾病，治疗师在这种情况下能够做的事情很有限。

明确识别核心问题和支持需求。 首要的一点是，治疗师要向来访者表明自己是如何评估当前情况的。来访者的负面情绪被艰难的社会心理状况所维持。只有改变现状，他才能生活得更好。这就是为什么他需要获得支持来改变局面。而其他的任何方法在最初都是无效的。

明确识别核心问题和支持需求——卡特琳案例中的规范化示例	
卡特琳，我对你所面临的艰难的经济状况感到难过，我很清楚你现在的情况很糟糕。你思绪混乱，不敢再看邮件，感到恐惧，甚至也因为这个睡不着，这种压力对你来说太大了	肯定情绪状况
我认为，只有当你有计划地处理债务时，你才能过得更好。毕竟，债务才是让你担忧的真正原因	解释情绪状况与社会心理状况的关系
因此，我们首先要处理的问题是，你该如何制订这样一个计划。人们经常和心理学家谈论他们的感受或童年，但是让我们先来看看在哪里可以为你找到更好的债务咨询服务。你同意吗	积极提出切实可行的办法

寻找恰当的支持。治疗师还应帮助来访者获得适当的支持。在大多数情况下，这包括她可以从咨询中心或对应的协会及政府部门获得某种形式的建议。以下列举的这些便是可行的选择：

- 债务咨询建议；
- 养老金咨询建议；
- 给有需要照顾的家庭成员的人的咨询建议；
- 关于失业救济金、社会保障福利、住房福利和其他财政支持的咨询建议；
- 法律咨询建议。

注意继发性疾病补偿。如果来访者通过被诊断为精神障碍而获得高额继发性疾病补偿，那么治疗师无法针对这些障碍提供帮助。当来访者的目的是充分利用疾病补贴或使救济金合法化时，情况尤其如此。如果治疗师继续为此类来访者提供治疗，那么实际上是为他们维持这种状况做贡献。

推迟进一步治疗，直到来访者的根本问题被解决。当然，这些来访者被"操纵"进入他们目前面临的状况中不是没有道理的。我们经常能看到功能失调的模式，对于这种模式，我们采用严格意义上的心理治疗似乎是恰当的，即使必须首先解决目前的情况。当然，治疗师应该跟来访者说明这一点。然而经验表明，许多具有这种模式的来访者对探讨这种模式没有什么兴趣，或者他们缺乏对这种模式的了解。但作为一名心理治疗师，这可能"违背原则"，因为你担心来访者在自己的下一个人生路口会再次面临类似的情况。在这点上你可能是对的，但是，以下三点值得注意：首先，你不能"强迫"来访者过得开心；其次，你在心理治疗上所花费的努力，并不能使来访者从其他不明智的决定中得到拯救；最后，在许多情况下，只有当前的问题得到解决时，来访者的生活才会再次变得"圆满"。

案例研究 ——∞

对于**卡特琳**这位因为前任伴侣而欠下巨额债务的来访者，治疗师计划提升她的自我价值，这样她就不必再那么依赖于他人对自己是否感兴趣了。对幸福爱情梦想的破灭进行哀悼对她也是有价值的。

* * *

格特这位对颜料过敏的印刷工人表现出被动应对的倾向，他可能很早就具有这种倾向。治疗师正在考虑与他解决这个问题，并制定更积极的应对策略。

* * *

玛丽娜这位仍然与她的前任伴侣生活在一起的来访者，可能同时还具有依赖模式，这才导致她与前任伴侣有如此密切的关系。在这方面，她可能把解决自己的问题的希望寄托在了她过于依赖的其他人身上。治疗师想和她讨论这个问题。

关注来访者的接受程度，如有必要，刨根究底。一般来说，治疗师倾向于支持那些面临困境的人接受这些状况。这在许多情况下是适当且非常重要的，如来访者面对不治之症或必要的告别时。但在本章所述陷阱的情况下，来访者应该更好地去积极应对，以解决问题。

 注意事项

- 将来访者当前的状况作为来访者的主要问题。
- 帮助来访者解决当前的问题。
- 引入适当的外界支持或建议。

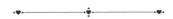

- 只要来访者的情绪或认知状况不是什么大问题，就不要将此作为干预重点。
- 如果维持精神障碍的继发性疾病补偿获益很高，那么应该停止支持这样的来访者。
- 当来访者的状况得到改善且来访者对此感到满意时，不要再敦促来访者接受"严格意义上的心理治疗"。
- 质疑自己是否有为接受当前状况而努力的动力。

第 5 章

痛 苦 陷 阱

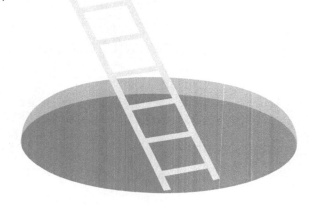

正如米夏埃尔·林登（Michael Linden，2017）描述的那样，处于这种陷阱中的来访者通常患有创伤后痛苦障碍[①]（Posttraumatic Embitterment Disorder，PTED）。他们对发生在自己身上的不公正现象感到痛苦。这会导致他们产生愤懑和功能丧失。对他们来说，唯一可行的解决办法就是对自己遭受的不公正予以补偿，而对自己独自面对和处理问题并不感兴趣。治疗师只有说服来访者全面客观地看待事物，脱离愤懑的状态，恢复积极的生活态度，才能使他们走出这种陷阱。

案例研究

47 岁的养老院护士**乌尔里克**来到治疗师这里接受身心康复治疗。她参加治疗是因为她不能再去工作了。她原本是护理站的副站长，但是在一位同事去上司那里告了她的黑状之后，她失去了副站长这个（原本也不是合同内规定的）职位，而那位同事接手了该职位。乌尔里克难以从这件事和自己因此遭受的侮辱中走出来。

* * *

39 岁的汽车修理工**托马斯**近年来一直在准备自己单干，为此他将父母庭院里的一个谷仓改造成了车间。当他准备开办自己的公司时，谷仓因一场大火被彻底烧毁。保险公司拒绝理赔，所以托马斯不仅失去了自己的车间，还负债累累。火灾后他一直在请病假，并拒绝再找工作，他这样做就好像自己并没有向保险公司屈服。

[①]　创伤后痛苦障碍于 2003 年首次由德国精神科医生兼心理学家米夏埃尔·林登提出，是指在经历了负性生活事件后的病理性反应，那些受影响的人经历了严重的侮辱、羞辱、背叛或不公正的待遇。受影响者产生的普遍情绪是怨恨、愤怒、暴怒和仇恨，特别是对触发的压力源，通常伴随着复仇的幻想。有人将其翻译为"愤懑障碍"。——译者注

如何识别这类来访者

行为模式

这类来访者总是遭受不幸或委屈，而这些遭遇损害了他们的核心价值。他们接受不了这样的伤害，所以总是抱怨自己所遭受的不幸和／或以自己的观点责备他们认定的责任人。然而，与恶性自恋者（见第 6 章）不同，他们只是沉浸在自己的抱怨之中，而不会主动伤害他人。

案例研究 ————∞

典型的痛苦状况

　　乌尔里克一直全情投入于自己的工作，并弥补同事的不足。但如今在她看来，一个资历低但权力意识极强且精通职场策略的同事顶替了她的位置。

＊　＊　＊

　　托马斯为搭建自己的车间花了很多钱。但一场大火烧毁了他的未来，他投保的保险公司甚至都不想报销他购买物料的费用。

＊　＊　＊

　　玛丽安娜多年来一直在照顾她那咄咄逼人且精力旺盛的母亲，直到母亲去世。但是在母亲去世后，玛丽安娜得知她的哥哥早在二十年前就已经得到了母亲的房产，即使他从未照顾过母亲，而这栋房产本来是玛丽安娜期待得到的唯一遗产。

对于这些来访者而言，这种委屈的根源始终来自于外部的其他人或机构，所以解决他们问题的办法似乎也只能从外部寻找，如他人的补偿、道歉或赔偿等方式。但只要不公正现象持续存在，他们就会感到无法正常生活，也不能履行自己的责任。

案例研究

离开养老院的护士**乌尔里克**拒绝按目前的条件重返工作岗位。如果让她回去上班，她的雇主必须向她道歉并恢复她原来的职位。而辞职和寻找新工作对她来说是不可能的，"那看起来像是我会接受一切并屈服于此！"

因此，当这类来访者进入心理治疗时，他们不认为自己的行为有问题，其他人才是真正的问题所在。让他们面对自身的行为会遭到拒绝——毕竟，他们自己什么都没有做错，因此没有什么要改变的。如果治疗师在心理治疗中也只关注他们自己的行为和经验，那么这反而会被他们视为是对自己的一种无理要求。

案例研究

当治疗师询问**托马斯**，应该怎么做才能使他再次振作起来时，他回答得斩钉截铁："保险公司必须给我赔付！"托马斯没有看到任何其他可以解决这件事的可行方案。

如果这些来访者不能认识到自己在问题中的角色，也并不认为做自己的工作是解决问题的方法，那么他们为什么要参加心理治疗呢，又如何参与心理治疗呢？一方面，他们的情况通常真的非常糟糕，因为他们的生活被自己对不幸的不断反刍所主导，并且环境总体而言不好（不再那么好）也具有强化作用。另一方面，这些来访者往往在长期失去工作后，滑向"就业困难"的处境。在这之后，社会保障制度下的下一步通常是心理康复措施，来访者会得到心理诊断，以便请病假。在大多数情况下，在康复措施获得批准之前，来访者必须接受心理治疗。家庭成员或朋友也可以帮他们向治疗师提出申请。他们常常也困惑于怎样才能使来访者走出受困其中的陷阱，或者只是单纯不想再听到来访者长吁短叹。

治疗关系

在治疗关系中，治疗师在治疗开始时共情来访者的愤懑会占据主导地位。来访者所受的折磨和相关的痛苦是显而易见的。但很快，治疗师就会体验到这些来访者抱怨连连，令人精疲力竭，来访者无法运用客观的观点来触及问题本身。而治疗师除了感受到屈辱、恼怒和激愤之外，无法与来访者建立任何联系。

当治疗师想与来访者谈论从他自身出发解决痛苦的方法，或者想让他们思考他们在这种愤懑情景中自身的作用时，来访者通常会拒绝。同时接下来他们的愤怒也会转而针对治疗师。由于这种不可及性，在某些时候，诸如愤怒、烦躁、焦虑和／或无助等情绪会占据主导地位。

┌─ **案例研究** ───∞

　　乌尔里克的治疗师最初对这位养老院护士感到非常同情，因为她总是那么投入和活跃。然而，在几次治疗后，治疗师越来越感到不耐烦和恼火，因为她一遍又一遍地听到乌尔里克千篇一律的话语。治疗师小心翼翼地试图面质来访者的解决方案，但是乌尔里克对此的反应是愤怒和拒绝。这使治疗师感觉很沮丧，以至于在治疗过程中，治疗师甚至期待治疗能够尽早结束。

与症状的关系

这些来访者得到的诊断通常是抑郁障碍或适应障碍。他们的症状对应于他们经历过的伤害和他们应对伤害的方式——烦躁、愤怒、绝望和退缩倾向占据主导地位。当提及伤害或相关问题时，他们的愤怒和沮丧情绪会加剧。

┌─ **案例研究** ───∞

　　乌尔里克形容自己的感觉是持续被惹恼、愤怒和沮丧。她几乎不能体验到生活中的美好事物。当被问及在遭受伤害之前她是什么样的人时，她回答说："我那时和现在完全不同，我那时感觉很好，也很正常。"

此外，许多来访者没有任何明显的精神病理学表现。当然，不排除来访者在危机事件之前就患有与此次危机无关的精神疾病，如焦虑障碍或进食障碍。在当前危机事件的背景下，来访者的这些疾病可能会恶化。例如，如果来访者一直患有社交恐惧症，那么在遭受伤害后这种情况可能会恶化。但是，治疗这种病症通常是不可能的，因为它总是以某种形式与来访者的生活转变相关，而这种转变让来访者感到痛苦，因此来访者拒绝转变。

案例研究

托马斯的谷仓车间失火被烧毁。在治疗中他表示，他总是对社交感到恐惧，在生活中也很孤僻。他梦想着有间自己的工作室，因为在那里他不用经常遇到同事、上级和许多客户。但是自从火灾发生后，他完全退缩了。治疗师鼓励他重新建立一些社交联系，以防止社交恐惧症明显恶化。可是托马斯断然拒绝："那样的话，经常会有人问我那场火灾，可这是我完全想要回避的！"

典型的发展背景

在这类陷阱中，我们找不到来访者在童年特定情景下的典型发展经历。然而，在来访者的人生经历中却存在导致他们痛苦的受伤害的情况。米夏埃尔·林登在他的书中描写了在国家转型后人们的创伤后应激障碍，对于许多生活在那里的人，他们的人生遭遇了巨大的不幸。尽管许多人一生努力工作，表现出色，却还是失去了自己的工作岗位，同时又几乎没有机会找到新的工作。和个人遭遇一样，这种集体遭受的不公正或伤害也可能导致人们陷入痛苦陷阱。

但并不是每一次伤害或不公正都会导致长期的痛苦。关键的一点是，他们的某一项重要价值被侵犯。如果有人在一个对他们来说不太重要的领域被冒犯了，那么随之而来的任何痛苦都是暂时的。

> **案例研究 ——∞**
>
> 遭受伤害并可能导致痛苦陷阱的示例
>
> - 我为他放弃自己的利益，做出了重大的牺牲，而他却把关注或钱给了其他人。
> - 我被指控在人生的重要领域表现得不诚实或存在疏忽，但是对我而言在这个领域中始终保持正确、诚实和精准非常重要。
> - 因为患病或遭遇事故，我的伴侣离开了我，可是在他时运不济时，我一直在他身边陪伴他，不离不弃。
> - 我一直尽心尽力地、出色地完成工作，但由于一些我无能为力的情况，我丢掉了工作和我的社会地位。

这种陷阱的好处是什么

这些来访者往往感到非常不快乐，甚至十分痛苦。痛苦通常不存在高的积极强化作用。但是，责任的外归因意味着来访者不必真正去应对这些困难，如冲突或不确定的未来。因此，尽管伤害造成了打击，但来访者仍然可以保持积极的自我形象。

保持"完好无损"的良好自我形象。此项功能是显而易见的。既然其他人是"坏人",那么来访者便可以保持做了一切正确事情的"好人"的自我形象。这也可以使他们否认由于自己的错误或疏忽而让自己遭受了命运的打击。如果我们总是假设因为自己的原因而导致自己受到伤害,这是不公平的——也许存在这种情况,但绝不是永远如此!

案例研究 ────∞

托马斯在很大程度上自己动手扩建了自己的车间。他的工匠朋友为他提供了帮助,但是他主要使用现金付给他们报酬。保险公司利用没有相关发票这一点来规避赔付的义务。托马斯将自己困在痛苦之中,这使他不必面对事实——因为自己的做法具有高风险水平,从而对自己产生了不利的影响。

在集体痛苦的情况中,人们的痛苦通过群体凝聚力变得更强。在更大规模的社会性伤害中,如林登详细研究的、在世纪之交后出现的大规模失业等,痛苦也可以成为一种集体现象。即使不是所有人都滑入痛苦陷阱中,有些人也会发现自己和那些落入陷阱中的人站在一条战线上。这一情况可能导致人们在充满敌意的世界里获得体验群体凝聚力和群体支持的经历。

避免冲突。伤害往往来源于人际冲突。人们为了不受到伤害而避免冲突的情况并不少见。但是人们几乎总是要发生冲突才能解决问题。只要来访者陷入痛苦陷阱,他就不必面对这些人际冲突。特别是他不必正视这样一个事实,即使找到冲突,事情也不会以他理解的解决方案而告终。

案例研究　——∞

乌尔里克在很长一段时间内都对那位导致她出局的同事有些怀疑。她觉得那位同事"非常专横，对上司百般谄媚"。然而，她并没有抵触那位同事——"这不是我的风格"。受到伤害后，她本应该与那位同事发生公开的冲突，从她的角度澄清情况。但我们并不知道这是否会成功，这看上去并不明确，而且可能性也不大。

* * *

玛丽安娜在照顾母亲多年后空手而归，然而她早就知道，她的母亲更喜欢哥哥。这使她愤愤不平了很久，特别是针对哥哥让她独自照顾母亲这件事。事实上，甚至在母亲去世前，玛丽安娜就曾担心哥哥会"把房子划到他的名下"。然而，她却从来没有和母亲谈过这个问题，因为她害怕与母亲发生冲突。母亲去世后，当这一切变得清晰起来时，一切为时已晚，她无法拿回任何东西。因为所有赠予的反悔时效期早已过去……

避免悲伤、失望、离别和良机不再。既然对于伤害的解决或"逆转"往往是不现实的，那么让来访者"向前看"而不是留在痛苦陷阱中，也与他们对负面事实的接受情况有关：伴侣不像自己那么可靠；同事即使不太投入但还是获得更好的职位或更多的报酬；自己的美梦破灭。虽然来访者对于这些事实可能看不到重新开始的机会，但是真正地哀悼这些事件对来访者而言也可能是非常困难的，并且会将他们困在痛苦陷阱中。

案例研究 ──∞

　　托马斯投入大量时间和精力来建立自己的车间。即使保险公司赔付了保险金，他也得从头开始。现实地说，这意味着他应该再找份工作。然而他非常想逃避这种生活，而且他的独立经营梦想非常美好，这就是他不想思考自己的职业前景的原因。

＊　＊　＊

　　玛丽安娜从不想意识到自己的母亲更喜欢她哥哥。在她的内心里，她总是希望得到母亲的爱。而现在，在母亲死后，她不得不非常清楚地面对这样一个事实——虽然她被"允许"担任母亲护工的角色，但她并没有被母亲承认是与儿子"等价"的女儿。这对她而言是非常痛苦的！

这种陷阱的最初迹象是什么

　　如果治疗师对来访者的愤懑敏感，那么在与来访者的第一次会谈中就可以相对容易地识别这种陷阱。前文描述的行为模式和体验模式主要聚焦在愤懑引起的伤害。使来访者感觉良好的唯一方法就是对他们予以赔偿和补救，或者以自己的方式拒绝工作。通常，这一切在来访者身上的表现是一致的，而且在治疗开始时就已经有所体现。从这方面来说，治疗师几乎可以从治疗开始就能发现这种陷阱。

如何摆脱这种陷阱

有关创伤后痛苦障碍的更多详细信息，应参考林登（Linden，2017）的著作。这里只提及摆脱陷阱的一些基本策略。采用这些策略的目的是让来访者意识到，她深陷于愤懑之中，而这种愤懑的痛苦使她的问题持续下去，甚至可能已经成为她最大的问题。为了重回正常生活，她必须首先尝试摆脱愤懑的痛苦。而随后是否能获得赔偿与弥补是另一件事。为了摆脱愤懑的痛苦，来访者必须与问题保持距离，也去了解并接受其他人的观点。当她摆脱了痛苦，她就有了重塑自己生活的自由空间。

将愤懑的痛苦视为核心问题进行明确的讨论。与针对大多数陷阱开展工作一样，治疗师不与来访者拐弯抹角，而是直截了当地讨论这种痛苦，这样的策略通常被证明是有效的。这样，来访者更容易了解自己的病情。治疗师也有机会在来访者重返痛苦陷阱并不断地重复其所受到的屈辱与伤害前，反复将来访者拉回到这个点。

明确将愤懑的痛苦视为核心问题——乌尔里克案例中的规范化示例	
乌尔里克，我思考了很多关于你的事情，我注意到一些我想和你讨论的事情	通过照顾和兴趣积累"关系积分"
你正为发生在你和你同事身上的这件事感到愤愤不平。我完全理解这一点。这样被排挤出来真的很糟糕	肯定来访者的感受，给予相应的解释
但是，我想知道我怎样才能真正帮助你——因为我无法解决这个冲突。同时，是否有人会向你道歉，或者是否有人会对现在的情况做出更好的处理，这一点也不由我们掌握	清楚地告诉来访者，她的愿望很难产生影响
当我看着你的时候，我感觉，你对于这种情况感到非常愤懑。你愿意对此说点什么吗（等待来访者的反应）	明确地提出痛苦的问题

（续表）

明确将愤懑的痛苦视为核心问题——乌尔里克案例中的规范化示例	
处于这样的愤懑情绪中，情况可能非常艰难，而且非常痛苦。对于许多人来说，他们也不清楚自己是否想要摆脱痛苦——无论如何，人们有权要求其他人做出补偿。你对此怎么想，你想留在你的痛苦中，或者想摆脱这种痛苦	将痛苦作为可变化的因素去呈现，并且对来访者提起改变的动机

探讨愤懑痛苦的利弊。痛苦最大的好处就是让来访者感觉自己是正确的一方，这可以将他的问题外归因。但是沉浸于痛苦之中也有许多弊端，对于来访者而言，理解到这一点非常重要。只有理解到这一点，他才有动力去对抗这种非常艰难的、往往是慢性的状态。沉浸于愤懑痛苦之中的一个重要弊端就是人际问题：即使来访者在短期内可以经常获得很多表面上对其痛苦的理解，但从长远来看，她可能会被许多人厌弃。在最坏的情况下，那些让来访者的生活变得美好的人会随着时间的流逝而远离来访者。另一个重要的弊端是，在许多情况下，来访者不再主动地掌控自己的生活，因为她仍然处于对补偿的被动期望之中，而这种期望可能永远都不会实现。

案例研究 ——∞

护士**乌尔里克**开始反思愤懑痛苦的弊端。她报告，在病假开始时她收到许多同事的声援，但是现在几乎没有人再站出来声援她。如果有人跟她见面，她经常会从那个人那里得到这样的信号，"你现在怎么着也应该解决这件事了"。她对此感到非常愤懑，与他人的这类见面也逐渐变得令人悲伤。此外，她的职业状态也即将被消磨殆尽，因为她在等待补偿。但是她在犹豫中也可以预见，她所等待的补偿可能并不会到来。在这个前提下，重新为自己的职业发展确定方向对乌尔里克来说非常重要。

把摆脱痛苦作为目标。如果来访者愿意反思和面质自己的痛苦，下一步应该是把摆脱痛苦定为明确的目标。痛苦可能是一种非常难以摆脱的状态，来访者会陷入其中。从某种程度上说，治疗师必须获得来访者的许可，在他们陷入这种状态时明确地打断他们，并指出痛苦再次爆发，以使来访者再次反思自己的出路。

案例研究

　　大约一周后，**乌尔里克**开始摆脱痛苦，她通过其他人了解到，那个赶她走的同事现在已经获得了更多的特权，并且还说了贬低乌尔里克的话。乌尔里克带着这些信息来参加治疗，狂躁而愤怒地向治疗师报告了这件事，好像再次陷入了她所受到的伤害。治疗师温和而坚定地打断她的话，问她是否也注意到了，自己是如何陷入痛苦的。治疗师告诉乌尔里克，这是很能被理解的——这种情况正是通过实践摆脱痛苦的方法。起初，乌尔里克对这种干预表示排斥，然而，治疗师仍然笃定地坚持，选择从其他方面激励乌尔里克，特别是从她的工作角度入手。

与伤害保持距离。随着来访者与伤害的距离越来越远，痛苦也可以被削弱。做到这一点可以有不同的方法，对于大多数来访者而言，重要的是多使用其中的不同方法。哪些方法是可行的，取决于来访者所拥有的资源。例如，对一个受过良好教育的年轻来访者而言，从工作的角度入手去处理她所受到的伤害，要比那些 50 多岁、学历较低且患有慢性病的来访者更容易。

 与伤害保持距离的方法

在行动上：参与积极或有趣的事情，例如，发展自己的爱好，和他人建立愉快的社交关系，自己照顾好自己。

在情感上：做一些在情感上与伤害的感觉不相容的事情，如看有趣的电影、蒸桑拿、进行体育锻炼等。

在思维上：思考其他主题，或者参与有趣的话题。

在生活上：建立另一种看待问题的角度，以克服受到伤害的感觉。

接受他人的观点。 来访者的痛苦还包括他们对所处情况具有非常片面的看法。当然，来访者没有必要与那些严重冒犯自己的人完全和解，或者对那些人的观点表示极大的认可。但是通常情况下，来访者至少有必要接受其他利益相关方具有完全不同的观点，以及他人对各种事情具有不同的优先等级。这虽然可能令人感到沮丧，但它有助于让来访者理解，为什么从对方的角度来看，给来访者做出补偿并不重要。

案例研究 ———∞

　　乌尔里克针对排挤她的同事思考了很多。但她的想法陷入了死循环："她不能这样做。""她必须知道这是不对的。""这样她也不可能满意。"但是当她在空椅子对话中从那个同事的角度出发时，她突然意识到，她的这些想法可能与同事完全无关。那位同事一直努力为她自己谋取利益，他人的感受对她而言无关紧要。从乌尔里克同事的角度来看，她更可能持这样的想法："嗨哟！乌尔里克没有及时处理合同是她自己的问题。"在空椅子对话之后，乌尔里克感到非常失望，但最起码她可以远离她的那些想法了。

运用空椅子对话技术。空椅子对话是一种非常合适的技术，适用于所有需要远离不利模式或需要将自己置于他人视角的情况。在治疗与痛苦有关的情况时，必须始终有一把椅子代表痛苦，同时还要至少有一把椅子可以简单地代表外部视角或其他参与者的观点。在对话过程中，来访者可能会显露出重要的感觉，从而证明另一把椅子代表的视角是合理的。这里常见的是隐藏在愤怒和痛苦背后的脆弱感觉，如悲伤或孤独等。

案例研究 ———∞

　　乌尔里克的治疗师和她开展了两次空椅子对话。第一次空椅子对话是与愤懑的痛苦进行面质。第一次对话包括一把代表痛苦的椅子和一把代表外部视角的椅子。例如，乌尔里克的丈夫和妹妹的观点，他们一再告诉她不要陷入死胡同。坐在代表痛苦的椅子上，乌尔里克表达了她的所有愤怒和沮丧情绪。但是坐在代表外部视角的椅子上，她可以看到自己固执己见，陷入了死胡同。乌尔里克表示，她必须摆脱痛苦继续前进，

第二次空椅子对话发生在几次治疗之后，涉及乌尔里克同事的角度。"痛苦椅"期待她的同事能够忏悔并做出补偿。但坐在代表同事的椅子上，乌尔里克感觉她的同事可能并不在意她的状况。她感到悲伤和恼怒——第三把椅子代表这些感觉。坐在第三把椅子上，乌尔里克表达了她之前对这位同事的不信任，因为这位同事没有让乌尔里克感到过同事之谊。这使乌尔里克很伤心，因为她没能早些保护自己，因此她对自己也有点恼火。

重新关注自己的生活和观点。最终，来访者只有把生活交还到自己手中，重新创造一个令人满意的情况，才能解除自己的痛苦。这就是为什么我们在治疗中应该给予这一点最高优先级！为此，治疗师应该实事求是地评估来访者所拥有的资源。来访者拥有的资源和可能性越少，做到这点就越困难。通常来说，那些没有良好生活前景的来访者甚至从一开始就不应当着手处理自己的痛苦。

案例研究

在处理自己的痛苦后，**乌尔里克**可以重回她的职业道路。她决定找一份新工作——作为一名没有任何严重健康问题、有管理背景且经验丰富的护士，找一份新工作对她来说并不困难。

* * *

谷仓车间被烧毁的**托马斯**需要很长时间才能部分地摆脱自己的痛苦，并继续他的职业生涯。归根结底，只有当他或多或少地面临失去病假津贴的威胁时，他才可能摆脱痛苦，继续职业生涯。他不情愿地决定再找份工作。几周后，他很好地习惯了新工作，他的情况也逐渐趋于稳定。

* * *

玛丽安娜是位照顾母亲却被自己哥哥拿走全部遗产的来访者，已经 60 岁出头。她从来没有真正地与她母亲分开过，也没有建立自己的家庭。为了照顾母亲，她只是偶尔做些兼职工作，几乎没有朋友，也没有兴趣爱好。在互动中，她相当"棱角分明"并专注于问题。她同时患有慢性疼痛。现在，她不能得到经济上的保障以继续待在她熟悉的环境中。客观看来，她的状况在许多方面都很差，因此她无法从痛苦中找到出路似乎不足为奇。

承认并接受阻力，如有必要，停止治疗。有些来访者没有动力摆脱痛苦。通常，这种阻力是可以理解的，尤其是在他们不具备足够的资源和机会来建立让自己真正满意的生活（不管是再次建立还是保持）时。如果在治疗过程中这一点被证实，治疗师应该承认并接受它。最终，治疗师不应该继续提供治疗——毕竟，来访者没有从中获益，可能也不再对治疗和治疗师抱有希望。

案例研究 ──∞

　　对于**玛丽安娜**来说，她在治疗过程中证明了她并不能远离痛苦。治疗师能够很好地理解这种阻力。如果玛丽安娜要与自己目前的处境保持距离，她就不得不承认，她一生很少关注自己的需要，并且有许多重要目标她再也无法实现。而现在，在她母亲去世后，她一点都不想去想这些！这种认知对治疗师来说非常痛苦，也绝对不是必要的——毕竟，玛丽安娜的许多机会已经溜走了。因此，治疗师安排玛丽安娜前往一家老年人咨询中心，以解决她财务状况方面的问题，并至少与他人建立一些联系。玛丽安娜也对此感到愤愤不平，因为她"现在居然必须要做这些"。但她同意至少在那里进行一次会面，并且终止当前的治疗。

 注意事项

- 公开谈论痛苦。
- 讨论痛苦的利弊。
- 支持来访者远离痛苦的动机，并将此作为一个核心治疗目标。
- 帮助来访者远离痛苦，接受他人的观点。
- 使用空椅子对话作为治疗技术。

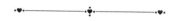

- 不要因为来访者受到伤害而过久地陷入同情。
- 不要支持来访者长期请病假，不要增加他们的被动性。
- 若阻力太大，来访者仍然深陷痛苦之中，则不再继续提供治疗。

第 6 章

恶性自恋陷阱

<big>这</big>种陷阱对于那些不成功的自恋型来访者而言是很危险的。大多数自恋型来访者没有从治疗中获益，但他们会很快转身离开，因为治疗关系不能满足他们对自恋性关系的需求。处于这类陷阱中的恶性自恋者是指从伤害他人或使他人筋疲力尽的过程中汲取自恋满足感的那些人。这主要是因为他们在生活中很少获得自恋性的满足感。治疗师应尽早识别这种陷阱，并坚定地从治疗中退出。治疗师无法帮助这些来访者，只能试图避免对自己和自己所处的系统造成伤害。

案例研究 ──∞

　　玛格达是一位 62 岁的来访者，她是一位富有的企业家的妻子，但已经与丈夫分居，属于私人投保类型。她被诊断患有复发性抑郁障碍多年，并多次长期住院。此外，她几乎不间断地接受心理治疗和精神科治疗。在与治疗师接触的过程中，她非常戏剧化地、滔滔不绝地抱怨自己的情绪、自己的痛苦和其他问题，她总是希望自己能够立刻变好。然而她几乎不回应与她谈话的人，也不接受治疗师的治疗建议。这些建议通常是关于她应该在自己的生活中寻找有意义的事情和工作的。玛格达一直是家庭主妇，抚养了三个孩子，但她的孩子们都不想再和她联系了。她的丈夫在孩子们离开家时就离开了她，但还是与她保持着婚姻状态，"因为他担心离婚会被分走太多财产"。即使她付不起治疗费用，她的丈夫也会替她支付。尽管治疗师还不清楚实际的诱因是什么，但玛格达已经多次服药自杀未遂。这些自杀企图通常都与家庭冲突有关，例如，第一次度过没有一个孩子欢迎她的圣诞节。每当有治疗上的限制、住院期间出院或减少治疗频率时，她都会在治疗过程中实施自杀。

* * *

弗兰克是一位 39 岁的护士，已经提前退休很久了。他在心理治疗中绝望地介绍自己：作为辅导老师，他新的职业尝试正面临失败，因为他的上司实在太无能与无知了。他本人非常沮丧和敏感，因为他的童年是"糟糕透顶的"。他以前的治疗师在背后说他是边缘型人格和自恋型人格，但他们不知道他非常博学多才。在与弗兰克的接触中，治疗师感到他似乎已经绝望了，简直就是在向他的治疗师乞求帮助。但同时，他又占据主动地位，要求很高还咄咄逼人。通过评论他的前任治疗师对他的诊断，他展示了自己的能力，让人形成一种印象，即，他将治疗师视为一个"平等"的同事来对待。

如何识别这类来访者

行为模式

这类来访者往往从一开始就非常戏剧化。他们将自己的愿望看得非常重要，要求很高。在他们的自恋模式中，他们对他人的贬低和对特殊待遇的需求占主导地位。此外，在他们身上可能发现 B 类人格障碍的所有方面，即表演、反社会或边缘模式。

案例研究 ——∞

　　玛格达在治疗时显得富有戏剧性。她的行为非常戏剧化，她的话语中往往充斥着云山雾罩、华而不实的语句。她似乎常常自己都不知道自己在几分钟前说过什么。外表上，她过度打扮，在诊所总是穿着高跟鞋，并画着完美的妆容。

＊　＊　＊

　　弗兰克在建立关系时展现了典型的边缘型障碍问题。他倾向于首先理想化他人，然后迅速地将他们完全贬低。被他形容为无能无知的现任老板，他在四星期前还对对方"尊敬有加"，因为那时他觉得自己"终于遇到了一个灵魂伴侣"。他也立即与治疗师建立了密切的联系——"我很高兴这么快就能预约上。我终于找到了，我知道你就是最正确的那一个！"

　　这类来访者在生活中几乎总是没有可持续的成功经验。根据雷纳·萨克森（Rainer Sachsse，2005）或克拉斯 - 欣里希·拉莫斯（Claas-Hinrich Lammers，2014）提出的概念，这些人是失败的自恋者——他们自己从来未能满足过自恋的要求。因此，他们的能量更多地被用于损害他人，而不是欣赏自我。

案例研究 ——∞

　　玛格达一生的成就就是嫁了一个有钱人，并和他养育了三个孩子。然而，据亲戚们说，她总是很难相处，她的"医院生涯"在她的孩子还很小的时候就已经开始了。孩子们长大离开家后都和她脱离了关系，她的丈夫也抛弃了她。在她身上，她的治疗师有时会有这样的感觉，即，她参加许多治疗，就是想让她的丈夫"放放血"。

* * *

弗兰克磕磕绊绊地完成了高考，然后开始了几门大学里不同学科的学习，随后退学。他总是觉得"有一些嫉妒的白痴挡了自己的路"。他完成了护士职业培训，但随后只是短暂地工作了一段时间，后来长期因抑郁障碍而请病假，导致他提前退休了。但他的养老金非常少，必须由国家另外补充。弗兰克一再因政府和机构无情地对待他而深感不满。

这类来访者往往在第一次接触时便要求很高。他们的要求可能既激进，又非常绝望。他们常常期望治疗能够解决他们多年来的问题，这些问题多年间已得到了许多帮助却仍然无法解决。而在这些问题背后有着许多次治疗尝试。但是，这并不能阻止他们开始每一项新的治疗方法，或者至少要通过语言表达他们强烈的要求，以便立即解决他们长期以来面临的问题。

这些来访者不仅对治疗师如此，对其他人也富有攻击性、要求很高或非常挑剔而苛刻。并不鲜见的是，他们会使用相对"疯狂"的方法，如自杀或提起诉讼等。

案例研究 ──∞

与他人打交道的例子

为了引起孩子们的注意，**玛格达**经常以自杀威胁自己的孩子。

* * *

弗兰克总是与邻居们产生巨大的纠纷，因为他常常感到被他们激怒或打扰。他多次给警察打电话，以至于他再给警察打电话时，警察都不出警了。这就是为什么他现在正在向"政府高层"提出申诉。他在这些冲突中鲜有成功，这让他感觉"几乎要疯了"。

* * *

阿希姆作为一名独立管理顾问，在他每周还能工作 80 小时的时候，有一段时间他很成功。但随着年龄的增长，他身患耳鸣或睡眠障碍等疾病，这使他无法工作。因为这些，他到处寻医问药，但没有人能帮助他。他现在正在起诉他的几位医生，起诉的原因是他们在个人信息保护上的失误，或者他们没有告知他真相。他富有攻击性地驳回了医生谨慎的观察结论——他可能根本无法保持原有的工作状态。

"恶性自恋者"与"普通自恋者"有什么区别

在萨克森（2005）和拉莫斯（2014）的著作中，我们可以发现对此主题的大量思考，以及他们对成功、失败及失败的自恋者的区分。对于这里使用的"恶性自恋者"的含义，我们必须清楚，自恋者可以通过欣赏自己和／或贬低他人的价值来表现自己。许多成功的、在生活中稳定立足的人，他们自恋的特点可能更倾向于欣赏自己，强调自己的特别之处和成功，以确保他们得到特殊的待遇。这对增强自尊来说无疑是更好的自恋形式。然而，上文描述的来访者几乎没有任何方法使他们能够欣赏自我。他们周围的人并没有认可他们，他们也无法展示任何专业上或社会上的成功。此外他们还体验到自己在自己的生活中极度无能为力。因此，在某种程度上，他们更有可能选择使用贬低他人的策略。然而，在极端情况下，对其他人的贬低也没有什么作用，如几乎没有人对此感兴趣。此时，威胁或勒索等方法至少能够使他们体验到剩余的一点点权力。

"普通"的自恋者也喜欢在治疗师面前抬高自己。这通常发生在抑郁发作的背景下，例如，在职业失败之后，或者发生关系危机的情况下。经验表明，他们往往没有什么动力去解决自恋问题。治疗过程往往很短，一旦抑郁障碍的症状减轻，来访者便觉得不再需要继续接受治疗了。相比之下，当治疗师落入这种陷阱时，来访者就"需要"将治疗的场景作为他们建立攻击性关系的舞台。

治疗关系

在治疗关系中，这类来访者通常要求很高，但往往在治疗开始阶段便如此。他们可能戏剧化且明确地提出自己的要求。这样做使他们看起来可能更像一个常常哀叹的或由痛苦和绝望所驱动的来访者。一些来访者对于应如何开展治疗也有非常明确的想法，有些几乎可以说是奇怪的方法。然而，治疗师很难与来访者就有意义的目标进行良好的交流，因为来访者强烈地坚持自己的想法。

案例研究 ──∞

玛格达不停地抱怨自己心情不好，并期待治疗师能让她好起来。她每隔几分钟就会说一次"你必须帮帮我"这句刻板的话。当被问及应该怎么做或过去她做过什么对她有帮助时，玛格达都不会回答治疗师，而是仍然沉浸在自己的抱怨中。这似乎已经成为玛格达的常态，她在与他人的接触中几乎不提及她"真正的痛苦"。

* * *

弗兰克也戏剧化地寻求帮助。他似乎深陷绝望、饱受折磨。但同时他又提出要求，严格限制治疗师的治疗自由。例如，他完全拒绝边缘型人格障碍的诊断。他不想被"贴标签"，虽然许多人已经尝试过，但这诊断并不适用于他。因此，治疗师没有一个很好的处理方法来与他谈论他的问题。

* * *

阿希姆相信，如果他能完全不受拘束地表达自己的想法，而不受到治疗师的干扰，那会对他有所帮助。他想躺在沙发上，但因为治疗室没有沙发，所以他只能躺在地毯上。他无视治疗师对其行为

的抗议，毕竟他才是来访者，最了解什么才是对自己最好的。他的
治疗师对他的行为感到不安，因为治疗师并不认为自己可以通过
治疗过程对阿希姆有什么帮助。同时，治疗师也担心如果自己不
投入治疗会发生些什么，因为阿希姆已经起诉过好几位医生和治疗
师了。

通过这些关系行为，治疗师会感到来自这类来访者的压力，这是肯定
的。这些来访者的要求很多，他们会将自己的治疗师与其他人进行比较，这
也可能会吓到治疗师。同时，来访者不会主动为解决自己的问题做出建设性
的贡献。因此，治疗师通常会感到害怕并承受来访者"传递"的压力。治疗
师害怕来访者的攻击性行为。但是治疗师与来访者接触越多，这种动态行为
就越频繁。

如果治疗师自己倾向于有些自恋的自我夸大，那么一种稍微不同的动态
过程就可能发生，尽管这种动态过程通常只持续很短的时间。这种动态过程
可能倾向于治疗师首先充分肯定来访者，并与来访者建立良好的关系，如
"其他人当然不了解你的特殊性，但我理解你"。然而，这种自恋性的"共
谋"也注定要失败，因为治疗不会使来访者重建良好的生活。所以经过短暂
的治疗热情后，来访者会回到自己惯常的模式。

案例研究

弗兰克得到了治疗师的承诺，不给他贴上"边缘型"的标签。
他的治疗师同意这样做是因为想在他目前的绝望困境中帮助他。治
疗师还希望与他建立更好的信任关系，然后回到他的问题。在随后

的治疗中，弗兰克说起了与一位新邻居的冲突使自己心烦意乱。在其他邻居把那位新邻居拉到他们那边之前，他对那位邻居特别有好感。现在他知道她和其他邻居"一样粗俗"。一旦治疗师试图向他表明，理想化和贬低之间的这种转换对于边缘型障碍来说是典型的和特有的，弗兰克就开始变得咄咄逼人。他表示治疗师也给他贴标签了，治疗师和他的邻居一样差劲。

与症状的关系

具有这类模式的来访者的症状通常是戏剧性的，让治疗师颇感压力。典型的主要有 B 类人格障碍（表演型人格障碍、边缘型人格障碍、反社会型人格障碍）的模式，即强烈和不稳定的情绪、巨大的恐慌、行为过度和明显的人际冲突。自杀是一个常见的议题，当它被清楚地提及时也是非常危险的。这些来访者通常遭受了很多痛苦，但症状往往（也）具有给治疗师施加压力的作用。

案例研究 ——∞

在治疗期间，**玛格达**与主治医师就出院计划进行了讨论。主治医师相当坚决地表示，自杀问题现在必须得到解决。治疗结束后，玛格达以戏剧性的、绝望的表情转向护理人员，并说起了自己的情况有多糟糕。她无法抛开自杀的想法。她也根本不知道如何在家里待下去。

＊　＊　＊

弗兰克的治疗师想和他澄清治疗目标。但这是非常困难的，因为弗兰克不接受与互动模式相关的目标。相反，他觉得其他人应该做出改变，如他的邻居或老板等。因此，治疗师让他带着任务回家，考虑他可以通过改变自己的行为而实现的目标。会谈后，治疗师收到弗兰克发来的许多电子邮件，甚至觉得自己被邮件"轰炸"了。在邮件中，弗兰克解释了自己的情况有多么糟糕，以及他觉得自己多么不被治疗师所理解。在所有邮件中，他都或公开或隐晦地表达出自杀倾向。

典型的发展背景

很难用这些来访者的儿童期和青春期去定义一种典型的成长经历。这是由于这些来访者在说起自己的童年时也有负面成见，而且在治疗时，来访者对生活的印象是由他们全方位的失败主导的。

负面的人生经历。这些来访者经常对自己的童年持非常负面的评价，而且也倾向于对许多其他人和关系持负面态度。因此，我们往往难以评估来访者艰难的童年经历是否真的构成其问题的根源，或者来访者普遍消极的和指责性的偏见是否也会指向原生家庭和童年。

案例研究 ───∞

弗兰克说起自己的原生家庭时只有消极的一面：母亲是专横和

"残忍"的，父亲"受够了她"，同时父亲还是一个酒鬼。在治疗师听起来，这真的很糟糕。然而，他说起几乎所有邻居、他现任的老板、前同事及前上司时都用了类似的表述风格。就好像他迟早会认为所有人都充满敌意和攻击性一样。也许这种倾向实际上源于他所处的困境。也许这种感知只是随着时间的推移及在这期间形成的所有记忆而发展起来的。

在参加治疗前有多年的失败经验。治疗师对这类来访者生活的主要印象，实际上是他们在重要领域的经历几乎全部失败了，而且这些失败往往持续多年。与来访者难以被人理解的童年细节相比，大概这一方面对于治疗师理解来访者的病理状况更加重要。

案例研究

弗兰克在职业和社交上都失败了。他为上大学所做的各种尝试都没能成功，虽然可以完成职业培训，他却无法在工作中站稳脚跟。在社交上，他相对孤立，这也解释了为什么他十分关注邻居。他没有建立任何恋爱关系，之前他在这方面就是有困难的，因为他感到他人都是拒绝性的和令人失望的。

* * *

玛格达嫁给了一位有钱人，并养育了三个孩子，但在她目前的生活中，几乎没有任何领域可以被认为是成功的。丈夫和孩子几年前将她拒之门外，她也从来没有活跃于职场，几乎没有朋友。唯一的"成功"是她处理她丈夫资产的某种可能性，如用丈夫的钱享受昂贵的治疗。

* * *

阿希姆在职业上相当成功，他对职业的个人承诺非常高。但与此同时，这一成功由于他的承受力下降而被打破。在个人生活中，事情也从来没能如他所愿，所以他现在面对的也是"一片废墟"。

这种陷阱的好处是什么

这种模式的功能以"恶性自恋"为特征。自恋被定义为一种防御性模式或应对模式，自恋者常常给人留下夸张和具有攻击性的印象。对许多（当然不是全部）自恋者来说，其自恋背后隐藏着脆弱的自我价值感。对于这些来访者而言，由于人生的失败，其自我价值感可能非常脆弱。可悲的是，他人对这些来访者的看法也会被这种观念所影响——这种失败很容易被他人识别出来。与积极表现相比，这些来访者会做出具有攻击性的、挑剔的、苛刻的和支配性的行为，这可以使他们获得更多关注、影响和力量。这有点像一个孩子，按照"关注是最重要的——负面关注也好过没有关注"的座右铭，以喧闹或放肆的行为来引起他人的注意。当然，对于孩子而言，这种模式往往仅限于"制造噪声"，但是，在这种情况下，来访者的这种模式也可能变得极度具有威胁性。

案例研究————∞

弗兰克在生活中的任何领域都没有真正的同理心。通过贬低他人，他至少可以保持这样的自我形象，即应该受到责备的不是他自己，而是"邪恶的他人"。在医疗系统中，他拥有最积极的与他人接触的体验。然而，"边缘型人格障碍"的标签威胁着他，这反过来又会成为"万恶之源"，让他回到自己的互动模式。通过强势地拒绝这种诊断（这些诊断常与来访者的利用行为和许多危机相关），他总是可以确保自己至少得到一点与他人的接触、他人的关注和存在的意义，而不必被他人质疑自己的行为模式。

* * *

没有人真正喜欢玛格达并支持她。她利用自己的精神疾病让孩子们做出让步，并通过高额的治疗费账单获得前夫的注意。

* * *

阿希姆感到羞耻，他之前总是用职业上的成功来稳定他的自我价值，但是现在他的成功已经崩溃了。他希望其他专业人士能够帮助他修复，不过这并不可行。通过起诉他的医生和治疗师，他可以保持一种错觉，即如果用正确的方式处理，他就可以恢复他的往日状态。然而对他来说，更重要的是，他可以通过这种方式让其他人感到在职业生涯中受到威胁意味着什么。

* * *

再举一个极端的案例。卡尔用他自恋的、攻击性的行为模式折磨着他周围的人。在很多人的支持下，他的妻子在女儿离开家后也终于离开了他。卡尔对他的妻子极为不满，在她离开后他失去了他妻子一直保持着的朋友圈，也失去了与对母亲忠心耿耿的女儿的联系。他充满怨恨地退休，变得非常沮丧。他通过电话留言向前妻宣布他要自杀，但是他知道她不会听到他的留言，所以他不会得到及时的救援，这会让她永远感到内疚。通过这样的做法，他用自己的死再次报复了妻子。

这种陷阱的最初迹象是什么

这类来访者通常从一开始就表现得非常明显，因此治疗师很容易识别。重要的早期识别迹象包括出现戏剧性的要求、无用的早期治疗及起诉或跟踪之前的治疗师等。

出现戏剧性的要求。这点往往在早期就非常明显。它往往最初会被解释为来访者有严重危机的表现。这自然为这种行为模式打开了大门。

案例研究 ——

每当**玛格达**想再次住院时，就会上演一场大戏。有一次，当她的精神科医生质疑再次住院是否对她真的有效时，她尖叫着从治疗室跑出来，并在候诊室里上演了"神经崩溃"的戏剧性一幕。

* * *

在每一次新的治疗开始时，**弗兰克**似乎总是陷入绝望的危机与无助中。他这样做，每次都能唤醒新一任治疗师的强烈保护欲和救世主本能。

无用的早期治疗。这些戏剧性的危机和以特殊方式出现的要求表明，来访者的病情长期以来并没有因治疗而得到改善。生活经历和心理研究都表明，如果一种措施反复使用但对来访者无效，那么在未来也不太可能对该来访者有所帮助。然而，来访者对继续得到治疗的要求并不会停止。

在没有明显治疗失误的情况下起诉或跟踪之前的治疗师。这是来访者落入这种陷阱的非常明显的迹象，治疗师应该马上对此提高警惕！来访者在最初几次治疗中谈到这一点并不罕见，甚至可能会吓到治疗师。但治疗师越早得到这些信息越好！

如何摆脱这种陷阱

这种陷阱无法在治疗层面得到解决，因为这些来访者的目的并不是认真和批判性地应对和改变自己的行为模式。"摆脱这种陷阱"只是意味着治疗师摆脱这位来访者，并尽可能少地经历戏剧性事件和尽快摆脱随之而来的损害。理想情况下，治疗师应设法从治疗一开始就将来访者"好言劝退"。如果治疗师错过了这个机会，或者不可能"劝退"来访者，那么只有做好自我保护，得到医疗系统的支持，并且有步骤地退出对这位来访者的治疗。

尽早退出。治疗师一旦确定来访者存在这种陷阱，就应该毫不犹豫地马上退出！因为治疗师与来访者待在治疗关系中并给予他照顾的时间越长，双方的纽带就越牢固，治疗师对他就越有意义，他就越有兴趣在治疗师身上实验自己的力量。此外，治疗师与来访者的任何进一步接触都会使来访者更清楚自己的障碍——而这正是他不想面对的。这会导致来访者的情况自动升级。

"好言劝退"来访者。治疗师可采取的最好的办法就是让自己变得弱小而无趣。因为你越重要，来访者就越想束缚你或在你身上实验自己的力量。但是，如果你没有什么可以提供的，也没有什么特别的，你与来访者发生自恋共谋的可能性就会降低。也许来访者自身就会失去对你的兴趣。在这里，"好言劝退"主要意味着将来访者从治疗中"送走"。因为如果你把他"好言劝退式转介"给另一个同道，那位同道就会遇到和你完全一样的问题。理想情况下，你应该让来访者相信心理治疗没法帮助他。

 "好言劝退"来访者——规范化示例

- "经典"的好言劝退方式：通过我们的访谈，我形成的印象是，你的问题特别复杂。我不确定心理治疗能否帮助你。实际上，我们通常处理的是相当普遍的问题。

- 让自己显得弱小：你说自己接受治疗已经 20 年了，但一切都无济于事。老实说，XX，我肯定帮不了你。作为一名治疗师，我并没有什么特别之处。

- 预告自己的行为是无趣的：老实说，XX，我可以告诉你的一切，你可能都已经知道了，我觉得恐怕你已经听过成百上千次了。所以这还有什么意义呢？

停止戏剧性行为。如果你错过了提前撤离的时机，那么来访者的情况通常会升级。这里重要的是：一旦你认识到这种陷阱，就应该停止强化戏剧性的行为。你要尽可能少地应对来访者的危机、戏剧性的来电、每晚的电子邮件等。当然，这取决于你在系统中的角色——作为一名注册心理治疗师，你在这里可能要比精神科助理医生在急诊室里承担得更多。

案例研究

　　弗兰克用电子邮件"轰炸"他的治疗师，同时他缺乏改变动机的表现变得更加明显。治疗师结束治疗的行为反而导致弗兰克增加了给她发送的信息量。他还联系与治疗师在同一治疗中心工作的同事，去投诉他的治疗师。治疗师将这种情况告知其同事，并写了一份有点空泛的标准回应，弗兰克从他联系的每个人那里都收到了这份回应。此外，治疗师本人在最近的一封电子邮件中告知弗兰克，她将把他拉入黑名单，不再阅读他的信息。几周后，她从电子邮件管理系统得知，弗兰克在那之后又密集地给她写了两个星期的邮件，然后便停止了联系。同样的事情也发生在弗兰克与其他治疗师尝试接触的过程中。

不要"喂养"自恋。在与自恋来访者的相处过程中，通常有一条约定俗成的"规则"，即有必要或合理地"喂养"他们的自恋情结，以便为良好的治疗关系打下基础。具体来说，这意味着向来访者展示略带夸张的钦佩和认可。这么做的原因是，如果与治疗师的关系对来访者而言是有意义的，那么他们就会有希望更多地参与产生变化的活动。然而，针对处于恶性自恋陷阱中的来访者，对于其自恋的"喂养"与对其戏剧性行为的强化一样，是要被禁止的！对来访者而言，这只会进一步打破他们的要求与现实之间的冲突，而且他们依然没有改变的动机！

案例研究 ———○

阿希姆的一位治疗师在治疗初期就执行了过度的"自恋喂养"策略。他对阿希姆的职业表示了极大的钦佩，尽管他早就有一个印象，即阿希姆夸大了自己早期的成功，并且这些成就也是通过大量的过度投入所获得的。他非常乐观地认为，一切都会变得更好（"你和我，我们是一支如此强大的团队，我们只会变得更好！"）。阿希姆起初非常高兴，感到备受鼓舞。然而，阿希姆很快就陷入了失望，因为当他的治疗师谈到他的职业前景时，"只是建议他浏览招聘广告，这是不需要学心理学知识就能给出的建议"。阿希姆以起诉结束了治疗，并控告了治疗师的不当治疗行为。

不要将更重要的人拉进治疗。在面对困难或情况恶化时，让资深治疗师和专家参与进来是治疗师的常见行为，也是正确的行为。但是，对这类来访者而言，这种升级如同火上浇油。因为治疗师的这种行为向来访者表明，他有能力让重要人物因他而动——这是对他功能失调模式的最佳强化方式。这就是为什么关于这些来访者的讨论应该尽可能地关起门来进行，不让来访者自己感受到所有人，特别是所有重要的人都在处理他的问题。如果主管或主治医师已经介入与来访者的接触，那么在可能的情况下，他们应该与来访者保持联系，而不是在每一次危机过程中，都需要重新激活不同背景的高级别医生。

使用系统对自己进行保护。当治疗师可以自己决定是否终止治疗，或者身处一个大家都愿意投入工作并避免毫无意义的治疗和避免来访者情况的不必要恶化时，上述这些策略才能起作用。这样一个健康的系统需要治疗师参与进来，并尽早披露自己面临的困境。这样大家才能在陷阱中共同找到一条出路。不幸的是，情况并非总是如此。更困难的是当系统也愿意上演这么一出自恋的戏剧时——此时，整个诊所都可能与来访者共谋。此外，当来访者使用私人保险参与治疗时，情况一般会变得更加困难，因为继续为来访者提供治疗也符合经济上的利益。如果事实如此，那么你要避开这种陷阱的唯一办法就是保持谦逊的态度，这种态度不会使你在这出自恋的戏剧中获得太多关注。

 注意事项

- 尽早对这种陷阱做出反应。

- 清楚地知道，来访者关心的是行使权力，而不是改变他们的互动模式。

- 在情况没有变得复杂时，"好言劝退"来访者。

- 为了保护自己，和系统共进退。

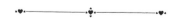

- 避免"喂养"来访者的自恋。

- 不要强化来访者的戏剧性行为。

- 不要公开地让更多重要的人参与进来，以免火上浇油。
- 不要给自己一种错觉——能够以促进改变的方式与这些来访者一同工作！

第 **7** 章

无 响 应 陷 阱

如何识别这类来访者

这种陷阱的好处是什么

这种陷阱的最初迹象是什么

如何摆脱这种陷阱

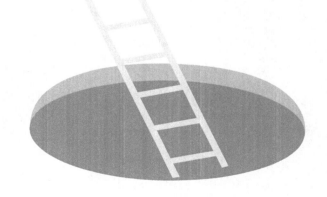

与迄今为止讨论过的大多数陷阱不同，这种陷阱不是一个能用心理动力学解释的治疗陷阱。相反，对于这类来访者，我们需要注意的是，尽管他们在治疗方面能够信守承诺且合作良好，但心理治疗技术根本帮不了他们——就像有些病例对精神药物没有反应一样。在这种情况下，来访者往往非常焦虑，尝试了各种治疗技术，但只取得了微小的进展，或者根本没有取得进展。有时在治疗过程中治疗师可以发现其他精神健康问题的因素，如激素水平紊乱。然而，我们通常找不到治疗技术不起作用的根本原因。对这些来访者，治疗师通常可以很好且客观地与他们讨论这个问题，也可以尝试替代技术。如果治疗师在治疗过程中发现替代技术仍未得到响应，那么应该停止治疗。

案例研究 ───∞

　　雷纳塔是一位友善、有时有点紧张且过度兴奋的 52 岁来访者，她自成年以来一直患有严重的焦虑障碍。去年冬天，她的症状再次恶化，所以她寻访了一位心理治疗师。她不能马上说出自己症状的触发因素——也许是来自她女儿的压力，因为她女儿已经辍学了。然而，她女儿的危机远比她的焦虑发作开始得更早。在过去 30 年中，雷纳塔曾多次接受心理治疗，但疗效时好时坏。在心理治疗中做过或学到的东西，她几乎没法用言语来复述。但无论如何，她知道她不能向她的焦虑投降，也不应该回避它。

　　雷纳塔已婚且对婚姻关系感到满意。她的女儿却"总是让人不省心"，目前正在为自己的职业前景而困扰。雷纳塔能够完成好自己的工作，她的恐惧只会偶尔导致她有短暂的停工。她拥有自己的爱好和朋友圈，尽管存在焦虑，她仍能维持好自己的这些爱好并维持好友谊。在接触中，治疗师感觉雷纳塔似乎有点紧张，但总体上来说她很友善和单纯。

* * *

28 岁的教师**莉迪亚**介绍自己有抑郁症状。她一直与心理健康问题做斗争，偶尔会接受咨询或治疗，但这些并没有起到多大作用。现在她想妥善地解决自己的问题。眼下的问题是她刚刚换到一所新学校任教，她之前不认识那里的任何人。她感到被同事和学生拒绝，并且觉得自己什么事情都做不好。因此她睡不着，还会胡思乱想。事实上她和男友在一起很幸福，但是一旦她感到情绪失落，就会觉得自己配不上他，他一定会很快离开自己。总体而言，尽管她实际上在每个方面都很成功，但她的自我价值感一直很低。她表示，每次环境发生变化时她都会产生跟现在一样的感觉。莉迪亚非常有吸引力。然而，在与治疗师的接触中，她似乎压力很大，说话很快且话很多，似乎有些古板，因此也有些严厉。

如何识别这类来访者

在治疗过程中，治疗师和来访者都正确完成了治疗中的一切，但来访者仍然没有得到改善。而这种没有得到改善的情况只是随着时间的推移才变得明显。此外，这种陷阱属于"排除陷阱"，即不存在可识别的心理动力学冲突。初级获益和继发性获益可以让来访者一直处在症状中，就好像在依赖性陷阱（系统替代家庭陷阱）、痛苦陷阱、纵容陷阱和恶性自恋陷阱中所呈现的症状一样。这也使这种陷阱没那么有特点。

行为模式

这些来访者往往表现出轴 I 障碍的典型症状，通常为抑郁障碍或焦虑障碍，如社交焦虑症、恐惧症或强迫症。然而，尽管精神症状很严重，他们还是能正视自己角色的变化和生活给自己带来的挑战，且至少大部分时候都管理得相当好。从这方面而言，症状几乎不具有什么功能，因为这些功能通常让来访者远离挑战或角色变化。为了说明这一点，表 7.1 展示了各种治疗陷阱中惊恐症状的功能性示例。

表 7.1　不同治疗陷阱的区分

治疗陷阱	不同治疗陷阱中惊恐发作的功能性示例
依赖性陷阱	当来访者必须自己做某事时，总会引发她严重的惊恐。惊恐可以让她得到伴侣的支持
系统替代家庭陷阱	当来访者感到需要出院的威胁时，总是会出现严重的惊恐发作。由此，她可以反复延长住院时间
纵容陷阱	当来访者不得不全身心地投入一项令人不快的任务中时，总是会产生惊恐发作。通过这种惊恐，她可以避免接受这项任务
错误设定陷阱	来访者惊恐发作，因为法警来了，但他的家人还不知道他所欠的债务。他害怕真正的问题，在此，惊恐不是"神经质"的
痛苦陷阱	来访者不会称自己的惊恐为"惊恐"。他只会生气，因为他受到如此难以置信的对待。其他人应该受到责备，因为他们对自己太差了
恶性自恋陷阱	来访者告诉主治医生，他昨天做了住院医生布置的家庭作业后，就惊恐发作了，并且这次发作是很久以来最严重的一次。因此，他用平底锅打了他的住院医生，他的住院医生虽与他同龄，在生活中却已经取得了更多的成就

（续表）

治疗陷阱	不同治疗陷阱中惊恐发作的功能性示例
无响应陷阱	来访者在上班的路上惊恐发作。她咬着牙坚持去上班，而没有告诉任何人这件事。下午，她就逐渐好起来了。

 提示

注意，即使治疗师评估来访者的症状并不具有很强的功能，也不意味着来访者不会有任何心理动力冲突！每个人都至少偶尔会有心理动力冲突。但是，目前的症状与这种尚未解决的冲突没有明显的关系。

案例研究 ——∞

雷纳塔说，她过去对他人具有强烈的责任感，当他人过得不好时，她会很快感到内疚。然而，她认识到了这一点并加以改正。现在，她可以"把问题留在它们该在的地方"。她的治疗师证实了这一点。雷纳塔对女儿目前的危机感到遗憾，同时感到有些负担。然而，她可以划清界限，清楚地分辨出，她的女儿找到自己生活中的道路就是她女儿自己的任务，她在这里几乎不能做什么。

并不是所有在某个时候陷入这种陷阱的来访者都像雷纳塔这样直截了

当。除了受到症状带来的压力影响外，他们的个性也往往发挥了很大的作用。例如，他们在互动中感到有压力，有些紧张或拘谨，爱生气或有其他类似的表现。这些模式是永久性的，但不符合人格障碍的诊断标准，因为他们的病理性表现显然不够。此外，这些模式对受影响的来访者而言是无形的，即使治疗师试图解决这些问题，这些模式也是难以理解的。来访者对这些模式的反应是无意识的——从精神分析的角度来说，他们不会对此发展出"超我"的能力。这里"超我"指的是在保持一定距离的情况下从外部观察自己行为的能力，从而理解生活中发生的事情，例如，为什么他人对自己存在负面反应。大概这些模式只是属于来访者的性格或气质，因此无论如何也很难改变。

案例研究 ——∞

莉迪亚在与其治疗师的互动中表现得有些严厉和古板。她说话很多，速度很快，大部分话题都围绕着她自己的问题。从她的叙述中我们可以清楚地知道，这种情况每天都在她新工作的学校里发生着。诸如没有明确规定谁负责清理教师休息室里的咖啡机这些小事情都会让她心神不定。然后，她会尝试着解决这样的问题，但如果她的这类行为没得到她的新同事的认可，那么她会再次感到惊讶和愤慨。治疗师觉得，如果她自己面对这样一位从工作伊始就对清理咖啡机小题大做的同事，她也会相当恼火。治疗师和莉迪亚谈到这个问题，她对此显得十分吃惊，因为人们经常会说她很严厉和古板。然而同样明显的是，她不知道这实际上意味着什么，也不知道在什么情况下她让别人感到不愉快。显然，这是之前心理治疗中的一个话题，但她最终没能对此做什么。经过几次治疗后，治疗师对该来访者形成的印象是，她对这个话题的关注会起反作用——她会更加关心自己，被困在对自我的审视中，却没有获得任何值得注意的新见解。

治疗关系

上述行为模式也反映在治疗关系中。许多这类来访者在治疗关系中并不显眼，表现正常，较少神经质。他们不会利用自己的症状向治疗师施压或得到任何东西。也有些来访者会相当紧张，因此他们很难运用"超我"视角，他们无法真正拉开距离来审视和归类那些令他们感到困难的模式。

案例研究 ─∞

雷纳塔在治疗关系中令人愉快且比较低调。她很友好，善于与人打交道，会对谈话内容产生情感上的共鸣。

* * *

人们很难与莉迪亚相处得融洽。她说话很多，容易关注小事，而且经常生气。她的谈话对象往往感到不知所措，或者总是试图让她平静下来。显然其他心理学家曾经也想就这种表现跟她谈谈，而她却总是不太明白。

提示

　　许多精神分析治疗师相信，在缺乏"自我超越"的情况下，需要长时间治疗，才能使第一次实现"自我超越"成为可能。尽管在某些情况下，这样做最终会成功。但这种漫长的治疗过程导致产生某种永久的自我审视模式，在这种模式下，来访者会不断检查某些模式是否存在。但不幸的是，他们从来没有正确地从与现实保持一定距离的角度进行核查。在某种情况下，这可能比最初就令人疲惫不堪的模式更加特殊和费力，而且多年来，它并不成功，只会使来访者更加"紧张"。

与症状的关系

　　在这种情况下，许多来访者的症状与心理动力冲突无关。即使来访者在心理动力冲突中挣扎，她们的症状也似乎是独立的。

案例研究 ———∞

　　显然，**雷纳塔**过去一直在处理她的内疚和对他人（尤其是对女儿）的责任问题间的激烈冲突。雷纳塔十分清楚，这些冲突得到了很好的解决。但针对冲突进一步开展工作似乎只是权宜之计，尽管她目前症状的恶化在时间上看来可能与女儿的危机相关。

在那些剧烈的、互动模式突出的情况中，我们通常会怀疑是精神动力冲突。然而，在这种情况下，我们很难接近这些冲突，也很难建设性地解决它们。

案例研究 ——○

莉迪亚说，尽管客观上她取得了成功，但她始终感觉自卑。在这里，心理动力冲突似乎正在发生。然而，解决这种冲突几乎不可能，因为莉迪亚反复陷入她快速的说话方式，似乎"她与其内心体验建立的联结"与"她和谈话伙伴建立的联结"一样糟。

典型的发展背景

上述来访者的发展背景没有特异性，可能存在也可能不存在任何异常。一些发展过程中的冲突已经得到了很好的解决，并且不再会引发症状。但另一些来访者的情况并非如此，对他们开展工作可能非常困难。也许这些来访者在童年时期存在一些可能导致冲突的问题，但这些问题并没有起到重要作用。有时我们会产生这样的印象，即来访者的童年期和青春期的问题并不明显，但是来访者本人可能只是性格上有些难相处，因此从小就与自己和周围环境做斗争。

案例研究 ——∘

雷纳塔由胆小的父亲和顺从的母亲抚养长大。通过母亲的言传身教，她很早就感到要为他人的幸福负责。早在青少年时期，当周围人做得不好时，她便会有强烈的内疚感。通过自我反省和治疗的帮助，她学着克服了这种内疚感。时至今日，她已经可以把对他人生活的责任留给他人自己负责，而不会为此感到难过。

* * *

莉迪亚在一个雄心勃勃的家庭里长大。她和她的妹妹都非常高效且成功，这似乎是理所当然的。但是，一旦没能表现得最佳，她就不会得到家人的任何认可。总体而言，她的父母对成功的女儿们充满爱与自豪。虽然治疗师在莉迪亚的身上并没有发现创伤或巨大的冲突，但是莉迪亚的性格还是有些问题。

这种陷阱的好处是什么

如前文所述，在这种情况下，无法识别来访者症状的功能性。这当然也是因为我们必须从不同的情况出发来假定功能性存在（见表7.1）。尽管没有典型的维持条件，但在这种情况下，来访者仍会被其精神问题和症状所折磨。

这种陷阱的最初迹象是什么

根据定义，这种陷阱总是只能在漫长的治疗过程中才被逐渐识别出来。一开始，这些来访者在某些方面并没有明显的迹象。他们接受治疗干预，并尝试实施他们所讨论的内容。然而，他们的症状却很少或根本没有产生变化。

尽管治疗师充分使用了治疗技术，来访者却没有任何改进。例如，即使来访者重新恢复运动，与朋友们见面，并注意良好的生活结构，但抑郁症状并没有得到明显的改善。抑或即使来访者不再躲避，勇敢地站出来，却还是有反复的惊恐发作。

案例研究 ———∞

在**雷纳塔**身上，任何情况都可能导致惊恐发作，在公共交通上和拥挤的大型商场中更是如此。甚至在恢复治疗之前，雷纳塔就已经深入研究过这些情况。现在她也在寻找有针对性的方案。经过治疗，情况稍有改善，但绝不像她预期的那么成功。

没有与持续价值的明显冲突。在这个过程中，治疗师也并不能发现来访者身上有活跃的会阻碍改善的冲突。当然，来访者可能仍有需要处理的内部冲突，但它们似乎与症状没有太大的关系。

案例研究 ——∞

　　雷纳塔担心她那正在经历职业危机的女儿。然而，她的惊恐发作完全独立于她女儿的情况，她女儿的情况与她的焦虑和惊恐发作完全无法联系到一起。

现存的和潜在的相关冲突难以处理。在某些情况下，困于无响应陷阱的来访者可能存在与症状相关的冲突。但是它们不能被来访者处理好。这些冲突可能基于性格，而非发展经历。较低的可改变性可能源于这样的事实，即一个人的气质是相对固定且抗拒改变的因素。

案例研究 ——∞

　　莉迪亚揭示了与其症状相关的自尊冲突。此外，她与其他人的交往不顺利，这也可能与自尊问题相关。然而，与她一起可持续地处理这些话题是不可能的。这可能是由于她的性情看起来难以相处，易怒且情绪脆弱。

如何摆脱这种陷阱

　　与其他类型的来访者陷阱不同，这种陷阱不被来访者的强烈冲突所支配。因此，摆脱这种陷阱无须对冲突开展繁复的工作。相反，我们通常可以用非常实际的方式与来访者讨论该话题。如果有必要，也可以尝试其他治疗技术，并且可以尝试接受症状。但是，由于这些疗法成功的可能性很小，因此最迟应在采取这些措施后终止治疗。但是这并不一定意味着来访者没有机会积极发展——从长远来看，适应性的生活方式胜过时间有限的心理治疗，可以帮助许多人。

就无响应与来访者进行讨论。就像任何对患者的用药情况或治疗效果进行评估的医生一样，治疗师也可以与来访者讨论自己采取的疗法是否有效。许多同道对此感到不舒服，因为他们希望让自己和来访者都对这种疗法抱有期待，期待它能够帮助来访者并减轻他们的痛苦。另一方面，研究表明，长久以来，并不是所有的来访者都对心理治疗有反应。对来访者而言，她没有做错任何事情，但不幸的是，她无法从治疗师的建议中获益。这非常令人沮丧，但这也为考虑替代措施提供了可能性。

与来访者讨论无响应现象——雷纳塔的规范示例

"雷纳塔，我们已经开展了 10 次会谈，讨论了许多可能与你的恐惧相关的事情。你可以很好地展现自己，也几乎不再回避它，在这点上你做得很好。但尽管如此，我对此的印象是，你的恐惧只是稍有好转，你对此怎么看？（等待答案。）在我看来，暴露对你有好处，因为你不会因恐惧限制自己的生活。但另一方面，与其他来访者不同的是，这似乎并不能有效地帮助你，让恐惧本身消失。不幸的是，恐惧依然存在！"

讨论和测试替代技术。许多症状都可以运用不同的技术缓解或消除。当然，对于某些问题，有一个最优解法是治疗师可以遵循的。然而，这却并不一定是帮助来访者的唯一方法。与来访者谈论他的无响应时，治疗师也可以与他讨论，到什么程度时可能值得再试一次其他技术。

案例研究 ──∞

雷纳塔的治疗师在几次会面后和她讨论，显然暴露疗法并不适合用于真正帮助她克服恐惧。因此，他建议雷纳塔在急性惊恐发作时可以使用自我安抚技术来消除恐惧。作为一个相对正统的行为治疗师，他通常对此方法持批评态度，因为他相信一个人应该尽可能面对自己的恐惧。然而，既然雷纳塔已经这样做了且不起作用，那么任何可以减轻她痛苦的措施对她都是有帮助的。之后，当雷纳塔受到急性惊恐发作的影响时，她用舒缓的想象技巧（想象一个美丽的地方）和呼吸技巧进行实验。这至少可以帮助她稍微控制自己的恐惧，她非常感谢治疗师教会了她这些额外的技巧。

* * *

一段时间以来，莉迪亚的治疗师试图和她一起关注她的不友好的互动行为，并尝试帮她明白她的行为与自尊冲突的联系。在这些努力并不起作用后，治疗师与莉迪亚讨论，当她再次感到有压力和被拒绝时，采用非常简单的自我安抚和放松技巧可能会有所帮助。她练习了肌肉渐进放松和正念技巧。虽然它们不能从根本上解决莉迪亚的问题，但它们可以帮助她在紧张的情况下冷静下来，从而更轻松地与周围的人沟通。治疗师对此不算太满意，因为她觉得这只是流于表面，而不是真正解决问题。然而，现实地讲，这样可能才是在最大程度上帮助了来访者。

促进对情况的接受。这种陷阱对治疗师来说特别困难，因为他们不得不承认他们的技术并不总对来访者有帮助。然而，接受这种情况本身也是一个重要的治疗主题。最终，来访者应当做好准备，即他不得不与他的心理问题长期共处。在某些方面，这与其他慢性疾病，如偏头痛或身心障碍没有什么不同，所以同样没有最终解决方案，但接纳这种问题的存在和适应的生活方式可能对此非常有帮助。

案例研究

大约 15 次治疗后，治疗师与**雷纳塔**讨论总体情况。他指出，雷纳塔可能必须有所准备，她的焦虑甚至恐惧会一次又一次地出现。对她而言，她应当暴露自己，即使心中存有恐惧。这会让人感到有压力、沮丧和不公平，因为这是一场只有她参与的战斗，而其他人则不必参与。尽管如此，对雷纳塔来说，通过自我放松的方式，她在某种程度上已经掌握了缓解焦虑的技巧，这对她是件好事。此外，她从自己过去的经历中知道，高度焦虑的阶段将再次过去，在她生命中的很长一段时间里，焦虑不再起主要作用。这也有助于她更好地接纳自己的问题。

结束治疗。当进一步的合作显然不会带来更多实质性的结果时，治疗师应该结束治疗。对焦虑障碍的来访者而言，这可能会有些困难，因为高水平焦虑几乎总是导致他们想牢牢地抓住某些事物，以寻求安全感。但是无论如何，来访者迟早要独自应对这些。所以，很明显，当治疗师的武器库中没有剩余可用的武器时，就是结束治疗的理想时机。

对来访者的未来道路充满信心。出于专业原因，治疗师经常（至少隐约地）认为，当心理问题影响来访者的生活时，自己的帮助是必要的。但是经验表明，通常有很多方法可以帮助人们过上稳定而充实的生活。如果治疗师可以谦卑地接受这一点，那么也将更容易放下没能从治疗中获益的来访者……有些人在替代疗法中得到了更好的帮助，即使我们只将这些方法用作安慰剂，如顺势疗法或深奥的敲打技术。对许多人来说，无论出于何种原因，他们喜欢更统整的途径，瑜伽或阿育吠陀疗法可以提供良好的稳定性。通常，最重要的陪伴者（包括宠物）也是决定性的影响因素——来访者会突然感觉好多了，因为她终于有了伴侣，买了只猫或通过新的骑行方式让自己的生活打开了一片新天地。当然，治疗师也可以在治疗结束时与来访者讨论这些话题，以给予她勇气并激发她继续寻找良好的发展机会。

 注意事项

- 与来访者公开讨论他们的无响应状况。
- 考虑是否存在针对来访者的、个性化的心理治疗的替代方案。
- 支持来访者接受这种情况。
- 相信来访者会走好自己的路。

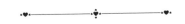

- 如果来访者在很多次治疗后仍未从治疗中获益，请不要再继续提供治疗。
- 不要抱有这样的错觉：有心理问题时，心理治疗总是能够带来帮助。

第二部分　治疗师陷阱

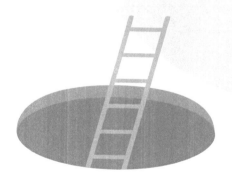

第 8 章

救 世 主 陷 阱

这 种陷阱对治疗师而言可能是最常见的。许多同行在来访者经历痛苦时
具有强烈的帮助意愿，但来访者需要自己帮助自己的事实有时会被治
疗师忽略。无论出于动机、资源，抑或由于来访者的内部冲突或人际冲突，
治疗师经常需要设置界限。而落入救世主陷阱的治疗师从根本上否定了这些
界限，依然保持乐观并继续努力工作，即使治疗工作不再有目标。如果治疗
师停下来，那么他会感到内疚或良心不安，因为他没能有效地帮助来访者。
这背后往往源于在原生家庭中体验（慢性）疾病的经历，以及过早承担家长
角色的过去。

治疗师可以通过自我觉察摆脱这种陷阱，在这个过程中，探索自己的发
展背景，并学会将治愈或改变的责任交给本应承担责任的人。至于治疗行为
本身，治疗师必须认清事实，自己无法帮助所有人，特别是当来访者本人都
不一定想自救时，或者当来访者没有足够的资源时——有时，也许你并不是
那个适合的帮助者，或者系统无法为来访者提供最适合他们的服务。

案例研究

梅拉妮是一名 49 岁的治疗师，她会非常熟练地照顾她的来访
者。她的真诚极富感染力，以至于即使是患有重性抑郁障碍的来访
者也会对她展露笑颜。梅拉妮以耐心著称，即使是她的同事认为没
有希望的来访者，她也不会放弃。有时她会成功，但是更多的情况
是，她的努力并未收到效果。她一次又一次地发现自己处于比来访
者"倾注更多"的状态。然后，她会和来访者就来访者未采取促进
改变的必要步骤而进行争论，当来访者后退并拒绝所有建议时，她
会不断听到自己说"但是"。当来访者患有慢性疾病时，她会多年

为他们提供治疗，仅仅是为了陪伴他们并减轻他们的痛苦。她已经清楚地知道，对于他们，治疗已经无用武之地了。但是，她不忍心向来访者建议，让他们与社会心理服务机构联系，因为那样会让来访者感到"被抛弃"！除此之外，她与来访者的关系非常好，而且在治疗中她已经做了很多工作……现在放弃是她自己的失败。在干预过程中，她反复收到反馈，说她处于"超级妈妈救助模式"中，她应该对被她带入这种模式的来访者放手。可每当她想到要放手时，她就会感到强烈的内疚——她不能这样对待来访者！

＊　＊　＊

31 岁的**丽莎**在一家诊所为患有抑郁障碍、焦虑障碍和人格障碍的来访者做行为治疗。她非常富有同情心，能够对来访者共情，因此很受来访者欢迎。许多人被丽莎的责任心和关注所激励，因此她的治疗非常有帮助。丽莎热爱自己的工作，为来访者的进步感到高兴。当来访者生活在一个减缓甚至阻碍来访者发展的不友好的环境中时，她总是会特别关注，例如，环境中有非常苛刻的家人或朋友，不那么能共情的伙伴，好斗的老板或同事。然后，她会执着追求改善来访者的控制能力，并和来访者就如何在这种情况下更好地满足自己的需求着重给予指导。但这通常不起作用，要么是因为来访者没能实施已经讨论过的方法，要么是因为没有获得期待的回应。在督导过程中，丽莎不断收到反馈，说她的这些努力毫无意义，来访者必须从根本上接受现状。但丽莎根本无法容忍这一点，无论如何这些事情必须得到解决！

如何判断自己或同事处于这种模式

行为模式

　　落入这种陷阱里的治疗师对来访者具有强烈的责任感。他们坚信，自己可以或应该帮助那些遭受痛苦的人。他们为来访者感到难过，并迫切地想给他们带来希望，期盼事情能够好转，然后实现来访者所希望的事情。这就是为什么他们会深陷其中。当来访者不是很投入，或者整体情况并没有显示出能够出现很大改变的可能性时，治疗师依然会继续这样操作。在外人看来，治疗师可能比来访者本人投入了更多的精力，然而，没有来访者的投入，治疗就不会取得进展。

案例研究

　　梅拉妮接待了很多经常抱怨、消极被动及患有多种疾病的来访者，对于这些来访者，她需要一点点地进行激活，最好是能够从事一些体育活动。她反复与来访者讨论这些内容，并共同设计出一些小步骤，如每天步行十分钟或打电话给老朋友。但是，这些来访者通常都不会执行，而是冗长烦琐地解释在过去一周中是什么阻碍了他们这样做。当梅拉妮和她的诊所合伙人说，她已经就"步行十分钟"的议题与来访者进行了五次治疗时，她的诊所合伙人真想踹来访者"一脚"。但是梅拉妮几乎无法理解——他只是个可怜的来访者，在执行过程中特别困难呀！

落入救世主陷阱时，治疗师也会反复体验到，她经常超越正常治疗支持的界限。例如，跟她预约的治疗时间并不真正适合她，或者过晚，或者过早，或者不在正常的工作时间内。她还经常在治疗之外给有需要的来访者长时间地打电话，或者在晚上回复长篇的电子邮件。她不仅在特殊情况下这样做，而是认为有必要对每位来访者都这样做，并且当来访者有慢性问题时，或者在某些特殊情况下，她往往会在很长一段时间内这样做。

案例研究

　　梅拉妮愿意在晚上 6 点到 7 点之间接听来访者的电话，只要他们需要她的支持。大多数来访者不会打电话给她。但是，某些情况下会有来访者频繁地给她打电话。这种事情反复发生，来访者连续数周或数月频繁致电梅拉妮，有时几乎每天晚上都会打电话。每当这种情况发生，电话上显示相同号码时，梅拉妮的同事都会习惯性地翻个白眼。但是，梅拉妮觉得有必要这样做，并且坚信这对来访者非常重要。

对落入这种陷阱的治疗师来说，他们很难看到来访者改变的可能性十分有限，因此他们的投入可能根本没有多少意义。负面的预测因素，诸如不成功的前期治疗，长期不成功的治疗或来访者并不拥有良好、充足的资源等，往往被他们所忽略。取而代之的是，不管成功与否，他们都会坚持"希望原则"。

案例研究 ——∘

　　梅拉妮很难忍受将一位来访者评估为未来很可能不会再有任何改变。她只是不想放弃来访者——那不是她的行事风格！

＊　＊　＊

　　当来访者所处的外部环境十分困难时，诸如来访者拥有功能失调的伴侣、要求苛刻的亲戚或面临巨大的工作压力时，**丽莎**的救世主模式总能被触发。面对这样的情况时，任何事情都不做对她来说是不可能的！

　　在这种情况下，面对自己无法帮助来访者的事实，治疗师通常会产生非常消极的情绪。通常，比较突出的情绪是内疚感，但也可能是悲伤或彻底的绝望。这是一种没有竭尽全力就彻底失败的感觉，还包含了治疗师的忧虑，即担心来访者不喜欢自己。

案例研究 ——∘

　　梅拉妮在诊所的同事一再要求她对来访者放手。可一旦她认真地思考这件事，她就会被一阵内疚感所淹没。放弃"这个在生活中不能得到他人支持的可怜的来访者"是她无法接受的。因此，她很快会和同事争论，为什么在这种情况下放弃来访者不是个好主意。

＊　＊　＊

　　当**丽莎**想到来访者可能会继续其糟糕的状态时，如处于压力很

大的恋爱关系或工作中，她的心情就会非常沉重。她希望来访者能
够变得更好！有时她会对此感到非常绝望。

治疗关系

当治疗关系落入这种陷阱时，经常会出现的情况是，治疗师比来访者
"更主动"。治疗师试图推动来访者做出改变，但无论出于何种原因，来访者
都没有动力或不愿意做出改变。站在旁观者的角度，这种情况常常会让人
产生一种印象，即来访者可以在这种关系中"使自己感到很舒适"，而不必
费劲。

在这种动力下，落入救世主陷阱的治疗师特别容易受到一些来访者陷阱
的影响。尤其是其中的依赖性陷阱、系统替代家庭陷阱和纵容陷阱。在救世
主模式下，治疗师易于被来访者的依赖模式困住，或者从来访者的角度对
"鱼与熊掌要兼得"的要求给予回应。

案例研究 ———∞

在督导过程中，**梅拉妮**反复提到，她很容易被依赖性的来访者
"迷惑"。呼吁她承担责任和照顾他们的呼声总是令人同情。

对落入救世主陷阱的治疗师来说，想象来访者在痛苦的情况下仍然陷入
困境是让他们非常不舒服的。因此，即使客观上并不特别合适，他们仍然散
播希望和乐观的精神。对他们而言，对来访者感到悲观甚至"放弃"来访者

是不对的。

案例研究 ————∘

　　丽莎很难接受这样的想法，即在来访者认为自己仍然处于有害的关系中时就对他放手。她相信人的善良，也相信人们只要充分交流就可以友好相处。因此，她与来访者详细讨论了如何向他们难以相处的伴侣展示自己的界限，虽然这在现实中通常是行不通的。

外部反馈

局外人，如干预小组成员或团体督导的同道，通常会对这种模式做出类似以下这样的反馈：

- 治疗师过度"关切"，来访者"根本不必努力"；
- 来访者提出"鱼与熊掌要兼得"，治疗师就会尝试回应这种诉求；
- 来访者沉迷于治疗师分享的幻象——更好的是，对这些幻象提出质疑；
- 治疗师或治疗可能变成了来访者症状的维持性因素，因为治疗师可以提供稳定的支持并协助他们减轻痛苦，无须要求他们做出任何改变；
- 治疗师最好给自己划定边界，因为她太容易与来访者产生共鸣；
- 治疗师和来访者的目标不一致。建议治疗师更好地识别来访者的关注点和目标，并将其与自己的目标区分开。

典型的发展背景

对许多治疗师而言，这种模式的发展背景是早期的亲子关系。他们从很早就对重要的亲人承担养育角色。他们的父母或兄弟姐妹经常患有疾病或身有残障。这些疾病可能是癌症或多发性硬化症等身体疾病，也可能是抑郁障碍等精神疾病。对于存在成瘾现象的家庭成员而言，这种模式通常可以理解为典型的相互依赖关系。

较早承担家长的角色。 这通常意味着过早地为自己的生活和他人的安康承担过多的责任。这可能是由多种情况导致的，包括家庭成员的疾病（详见下文）和其他有需要的情况。他们的家庭可能多次搬家，因此治疗师在小时候就觉得自己有责任确保自己与自己的兄弟姐妹保持亲密的关系。或者治疗师在生活中需要承担许多任务，因为他们的父母除了工作以外还必须照顾亲戚或料理农场。在这种情况下，孩子也会过早开始对很多事情负责，并习惯于承担很多责任。

生病的父母或其他亲属。 在过往的人生经历中，治疗师承担家长的角色，这通常与父母或其他家庭成员（如兄弟姐妹）的疾病有关。这些疾病通常是慢性病，例如，母亲患有多发性硬化症或癌症，或者兄弟姐妹身有残疾。在某些情况下，救世主陷阱的趋势与这样的事实有关，即来访者与治疗师童年时期身边的患病家庭成员存在相似之处。

案例研究 ——∞

现年 45 岁的治疗师**卡佳**对生活不如意的年轻男性来访者开展治疗时，特别容易落入救世主陷阱。她非常想帮助这类来访者，并且想让他们比其他来访者更能"渡过难关"。当她想知道这可能与自己有什么关系时，她意识到，这些来访者常常使她想起自己的弟弟。她的弟弟有些残疾，所以卡佳从小就承担照顾他的责任。这导致她从小就习惯于帮助小男孩和年轻的男性。

典型情况：患有（慢性）抑郁的母亲。 这听起来像是陈词滥调，但它在治疗师的体验中出现得如此频繁，所以应当被单独列出。许多治疗师在抑郁的母亲身边长大，他们从小就为自己母亲的情绪稳定负责。尽管母亲可能已被诊断为精神障碍，但治疗师通常只在回顾时才意识到自己的母亲曾经或现在患有慢性抑郁障碍。特别是那些发现自己很难与来访者面质或让来访者感到失望的治疗师，常常有这样的成长史。因为有位抑郁的母亲，所以他们很早就学会总是处于"警惕的位置"，注意他人微小的情绪信号，并在对方情绪低落的时候让其振作起来。此外，这类治疗师早已习惯了这样的事实，即事情实际上永远不会好转，所以即使只是短期内获得某种程度上的情绪平衡，他们也会视为积极的效果。

案例研究 ——◦

　　梅拉妮的母亲直至现在仍有慢性抑郁的症状，但从未确诊。在梅拉妮小的时候，她的母亲经常一连几天都躺在沙发上，常常哭泣，对家务不管不顾。她的父亲可能对此情况感到不堪重负，所以常常出差，把她和母亲留在家里听天由命。梅拉妮努力为母亲加油打气。她对母亲很好，给她拥抱，给她烤蛋糕，试图哄她开心。如果能成功，小梅拉妮就非常开心。当母亲的情况特别糟糕，甚至还做出自杀暗示时，这对小梅拉妮来说极具威胁性——然后她就尽一切努力让母亲振作起来。

相互依赖。 对那些具有救世主陷阱倾向的治疗师而言，他们的原生家庭中通常也存在相互依赖的情况。他们的父母通常对酒精或其他物质存在依赖。有时还有吸毒的兄弟姐妹，这又常常与卖淫（多为女孩）或犯罪（多为男孩）相结合。这种相互依赖的关系具有以下特点：对存在依赖的相关人员具有掩藏、保护、关心的渴望，并付出努力阻止家庭成员对物质的依赖，希望他们最终摆脱物质依赖。他们会有理智的判断，即这一切都不会起作用，但这种判断会自始至终受到压抑。如果治疗师的救世主陷阱以相互依赖为背景，那么他们经常会产生非常强烈的幻想，幻想自己如何拯救来访者。他们发现自己很难放弃这些幻想，因为在心理动力方面，这相当于无法帮助那些有依赖倾向的亲人。

案例研究 ──∞

丽莎的救世主陷阱便是以相互依赖为背景的。她的父亲过去（现在仍然）沉迷于酒精。她的母亲总因此感到绝望，常对丽莎大发脾气，并尽一切可能想让她的父亲戒除酒瘾。丽莎在小时候就曾参与寻找父亲的酒瓶，并掩藏他醉酒时对他人的行为。现在，她仍然每周至少给母亲打两次电话，从母亲那里反复听同样的事情，说她父亲有多糟糕，他是否永远也不会改变。丽莎非常支持她的母亲，她仍然幻想着父亲最终可以戒酒。当她遇到那些为了应对恶劣的外部条件或应付糟糕的伴侣而进行绝望斗争的来访者时，她会产生同样的感觉，放弃不是一个选择——无论如何，这种情况必须得到解决！

高社交能力。并不是每个有生病亲人的孩子都会自动承担父母角色并挑起很多责任，或者在童年就学会安慰沮丧的母亲。许多儿童可能会变得更加叛逆、沮丧，或者尽量避免这种情况。后来能够成为治疗师的那些孩子，可能是因为他们在基本天赋方面具有突出的社交能力。只有这样，他们才有可能在如此早期的阶段就在家庭里承担重要的照顾者角色！

这种陷阱的好处是什么

归根结底，在这种陷阱背后，通常存在内心深处的冲突，类似于陷入依赖性陷阱的来访者所经历的那样。关键是治疗师会保持一种幻想，即人们可以改善那些情况，即使从客观上来看，改善并不可能实现。治疗师自己原生家庭中的相应冲突未得到真正解决的情况并不鲜见。换句话说，治疗师从根本上不想承认自己无法挽救母亲，无法使母亲免受抑郁的困扰，也无法使父亲远离酒精。而救世主模式可以帮助治疗师不必承认这一事实，从而避免因此产生愤怒、无助或悲伤的情绪。另外，能够挽救绝望来访者的想法只会让人感觉良好，并带来某种自恋的满足感。

保留拯救母亲的希望，远离内疚感。许多陷入救世主陷阱的治疗师从童年起就学会了照顾生病的母亲（或其他家庭成员），并从那时起一直照顾他们。这些努力必须与控制局面的希望联系在一起，否则对于儿童而言，这种局面让他们无法承受。从这一点来看，我们也可以对这些治疗师努力帮助来访者的行为形成心理动力学方面的理解，即使这些帮助难以产生合理的预后。此外，这些治疗师对母亲常常也会产生内疚感：如果母亲不快乐，那么孩子就会感到有责任，甚至为此受到指责。这意味着放弃希望和努力也可能让人产生强烈的内疚感。而治疗师处于"救世主模式"则可以有效地避免这一切。

案例研究

当**梅拉妮**还是个小女孩时，她总是为自己能让她妈妈展露笑颜而感到开心。这给了她希望——一切都会很快好起来的。后来，她进入青春期后，她的母亲有时会因抑郁而紧张焦虑，她便避免与母亲接触，如长时间不回家。当她再次回到家中时，母亲有时会感到悲伤、哀痛、退缩并责备梅拉妮，说她大概不想再与自己有任何关系。然后，梅拉妮就会感到非常内疚。如今，她对来访者也有类似的感觉：当她让一个患有重性抑郁障碍的来访者开心时，她也会感到愉悦。另一方面，如果梅拉妮向来访者反映，在来访者自己不努力参与的情况下，治疗不会带来任何好处，而来访者遗憾地回答，梅拉妮可能就不该对他抱有任何希望，那么梅拉妮就会感到非常难过。然后梅拉妮会感到内疚，感觉内心受到折磨，并立即再次"调头"回去。同时，梅拉妮与家人搬到了另一座城市，与自己的母亲住得有些距离，但实际上往来也很方便。但是，当她去看望母亲时，母亲一直抱怨，自从女儿不再住在城里，她有多寂寞。接着，梅拉妮通常会感觉非常糟糕，直到她的丈夫与她交谈几个小时后，她才可以稍稍缓解。

保持相互依赖的幻想，避免悲伤。 当治疗师与酒精成瘾、药物成瘾或毒品成瘾的亲人相互依赖时，类似的活动可能经常在工作中出现。同样，尝试拯救和支持可以维持幻想——所有事情都会好起来的。对所依赖亲人的无助和／或愤怒经常会被压抑，有时因为这种情况一直非常困难和令人失望，悲伤也会受到压抑。因此，在面对"自己可能根本无法帮助来访者摆脱困境"这样的事实时，具有相互依赖发展背景的治疗师常常会感到难过。

案例研究

丽莎仍然经常参与家庭中相互依赖的活动，或者至少通过电话的方式参与。她母亲经常在电话里向她哭诉她父亲的事。丽莎在父亲有多么糟糕这点上跟母亲保持一致，但是她一次又一次地建议母亲，应该如何克服困难或掩盖这些困难的情景。尽管多年来都没有成功，她仍然坚持这样做。丽莎的男朋友偶尔会被这种"没完没了的抱怨和发牢骚"惹恼，并告诉她，她的父亲就是一个无可救药的酒鬼。然后，一方面，丽莎感到沮丧和悲伤；另一方面，她不顾理智地捍卫自己的父亲和家人。即使只是想想父亲是无药可救的酒鬼，她都会感到非常难过——好像她的整个人生都是"错误的"。

通过救世主幻想得到自恋满足。 "拯救陷入困境的来访者和向绝望的人展示光明"的幻想会让人感觉很好。做救世主对自身而言也是一种极大的满足！治疗师在童年可能体验过这种满足感——当母亲在沙发上哭泣时，自己是唯一能够找到她并让她展露笑颜的人。因此，意识到这么多拯救尝试都是徒劳的，对治疗师是一种羞辱。

案例研究 ——∞

　　丽莎的男朋友是一个务实的人，他经常清楚地告诉丽莎，他不认同丽莎的幻想。如果丽莎特别认真地与某位被男朋友认定为"失败者"的来访者打交道，她的男朋友有时会非常直接地告诉她自己的想法。丽莎的男朋友有一条典型的评论是："忘了这事吧，反正无论如何他都没法自立。"听到男朋友这么说时，丽莎总是会很生气——他到底怎么想的？毕竟，作为治疗师，她有很多技能！

这种陷阱的最初迹象是什么

　　通常，心理治疗师大多是把救助他人放在心上的人。尤其是在经验不足的情况下，他们仍然相信与他们一起工作的人拥有各种可能性。然而随着经验的增加，这些幻想会破灭，他们通常会变得清醒。

　　因此，如果一位治疗师仍处于职业生涯的早期阶段，那么当他比他人对来访者持更为乐观的态度时，我们不必立即考虑这种陷阱。然而，在积累几年专业经验后，当来访者拥有的可能性被过高评估时，治疗师可以相对容易地识别出这一陷阱。这些治疗师都经历了这样的过程，即认为"来访者必须与自己的问题共处"是治疗师对来访者的卑劣"放弃"。他们经常从同事那里得到反馈，称他们"比来访者更投入"，被来访者"搞得很忙"。

　　对无望的来访者做出巨大的承诺。在这种情况下，治疗师往往忽视来访者的边界。他们以不切实际的积极态度看待来访者改变的可能性。例如，治疗师并不承认下列不利因素的确是不利的。

- 来访者已经接受过几次心理治疗，且并未从中受益，也很难说出心理治疗过程中都发生了什么。治疗师并不认为来访者显然对心理治疗投入不够，而是试图提出本次治疗会取得特别好的效果。

- 来访者的问题很大，但解决问题的资源很少。例如，他对自己的职业要求很高，但他的资质和毅力都不够。在人生经历中，来访者长期的职业冲突和屡次失败均可以证明这一点。然而，治疗师希望最终能帮助来访者找到一份满意的工作。

- 来访者在很多次治疗前就经常有很多抱怨，面对自己的问题也持完全消极被动的态度。同事们已经十分不耐烦了，但是治疗师仍然保持乐观的态度，说无论前进的步伐有多小，来访者都可以走得很远。

实事求是地评估来访者预后不良被视为对来访者的"放弃"。如果有同事向治疗师说，她对来访者的评估过于乐观，那么治疗师会感觉这就像是"扔掉烫手山芋"那样"放弃"来访者。然后，治疗师甚至会变得有些咄咄逼人，并为来访者进行强力辩护。

同事的反馈。如果治疗师收到其他同事的反馈，说你"要比来访者更积极""来访者把你缠住了"，那么你就应该警惕了。如果他人对你的印象经常如此，那很可能的确有什么原因……

无视自己的边界。如果你倾向于遵循这种模式，那么你可能会过于频繁地突破自己的边界。这也增加了你产生职业倦怠的风险。

如何摆脱这种陷阱

摆脱这种陷阱通常需要一些自我觉察。治疗师也可以自己尝试使用推荐的治疗技术，而不必总是需要一位治疗师帮助自己进行自我觉察。另外，治疗师可能已经从治疗培训等各类经验中比较清楚地了解了相应模式的源起，因此有可能自行"拨开迷雾见月明"。

从这个意义上说，治疗师应该首先承认自己容易踏入这种陷阱。如果他人指出这一点，治疗师应该认真对待并表示感谢。当然，要理清自己的人生经历和生活背景，也要审视自己与家人之间时至今日是否仍然存在的相互依赖关系或幻想的关系、处于何种程度。如果存在这种关系，那么从长远来看，进行澄清或修正可能会非常有帮助。此外，治疗师应该非常清楚，无法通过无望的救助尝试持续帮助来访者。反之，治疗师应该面对棘手的困难情况。对此，喜欢采用面质方式的同事可以作为对你非常有帮助的榜样。而且，如果你偶尔遇到真正需要被救助的来访者，他们才能让你充分发挥自己的专长！

承认自己踏入了陷阱，并征询他人的反馈。 如果治疗师通过各种方式（甚至在自我批评的审视中）发现自己具有落入救世主陷阱的倾向，那么应当坦诚面对，并承认这一点。治疗师应当向值得自己信赖的同事寻求反馈，并对他们的诚实反馈表示感谢！

澄清自己的人生发展背景。 治疗师可能已经知道哪些人生经历导致在自己身上出现救世主陷阱。在这里，一个非常有用的澄清技术就是使用情感桥技术进行想象。这可以帮助治疗师非常好地发现并在情感上理解为什么自己容易落入救世主陷阱。如果来访者特别强烈地触发了治疗师的救世主模式，那么治疗师可以充分进行此练习。试想一下，你并不尝试救助来访者，而是要求来访者面对自己的缺点——你感觉如何？这种想象可以很快引导你找到这种模式的根源。

案例研究 ——∞

丽莎承认，尽管有时有些不情愿，她可能具有落入救世主陷阱的倾向。她从一位来访者身上获得的体验尤为强烈。这位来访者是一位女士，她的丈夫酗酒且经常面临失业的危险，这使这位女士非常担心。丽莎意识到，支持来访者使自己的丈夫稳定并负担丈夫的消费是错误的。同时，她有一种"无法自拔"的感觉。她闭上眼睛，想象着自己放弃原有的救世主模式，面对来访者的事实，即她的丈夫是一名酒鬼，所以来访者无法拯救他。这种想法使她感到无助，她感觉自己像做了叛徒一样。她接纳了这种感觉，并在想象中来到自己的童年时代。短短几秒内，记忆"载入"，她的父亲醉酒闹事，她的母亲帮忙收拾烂摊子。在情感层面，这种联想使她很清楚，她在面对这位来访者时陷入了童年的模式。

澄清自己生活中的相关情况。治疗师越卷入当前导致自己陷入救世主陷阱的关系中，就越难与来访者保持距离。检视自己是否仍在试图控制相互依赖或长期疾病的情况，这些是治疗师实际上无法控制的情况。只有在自己的个人生活中设定更清晰的边界，治疗师才可能在来访者面前真正摆脱救世主陷阱。

案例研究 ——∞

丽莎体验了她对于自己的救世主陷阱的想象，结果清楚地表明，她仍被困在相互依赖的问题中。她决心将来对此做出更多改变。例如，她不再为了帮助她的母亲而条件反射性地"以身犯险"。虽然她还不太确定怎么实现这一目标，但方向是明确的！

为正确分配责任而改写想象。针对在情感上更清晰地"设定"救世主幻想和与来访者面质之间的边界，想象技术也可以非常有帮助。

 改写想象，摆脱救世主陷阱——步骤

1. 想象自己当前被困在救世主陷阱中的情况。

2. 想象离开救世主陷阱，面对来访者——你感觉如何？仔细体验这种感觉。这就是你拒绝使用救世主模式的感觉，它非常重要。

3. 当你真正体验这种感觉时，你会在想象中进入自己的童年。这引发了你什么样的记忆或幻想？在这种情况下，如何探索你幼年的自我，以及探索过程中需要什么。

4. 在想象中改变童年的处境，让年幼的你拥有良好的自我感觉，满足自己幼年时的需求。为此，你需要限制将自己拖入救世主陷阱的相关人员。这可能让你感到悲伤或被抛弃。在这种情况下，请引入一个人来照顾这些感受。这里允许在想象中引入任何一个人。

5. 在想象中满足自己幼年时的自我需求，并体会这种感觉是多么美好和适切。

案例研究 ──∘

丽莎继续上述想象练习。她觉得年幼的自己没有被视为小孩子，而是被强加了一个帮助他人的角色，这让她不堪重负。在她的脑海中，她引入了她以前的儿科医生，随后她不用判断就立即明白发生了什么。她的儿科医生承担起了面对她父亲酒精成瘾的工作。他还向她母亲解释，她也同样需要帮助，如参加酗酒者亲属支持小组。在脑海中，作为一个小孩子的丽莎开始感觉安心，但同时也感到难过——谁来帮助她自己呢？在想象中，她的儿童自我将被她现在最好的朋友接走，这让她感觉到自由和美好。

承认试图救助来访者对其无益。 承认自己的救助尝试对来访者毫无用处，这可能会让治疗师很痛苦。但这也很有帮助，因为这一行为为来访者获得真正的支持开辟了道路。对于相关的来访者而言，这一行为更多的意义在于让他们正视困难，并推动他们迎接困难。

案例研究 ──∘

经过想象，丽莎的注意力重新回到作为想象练习起点的来访者身上。她想知道这位来访者的真正需要是什么。因为与来访者之间拉开了一点距离，她很清楚的一点是：她必须和来访者讨论她的丈夫是酒鬼，以及来访者自己与丈夫相互依赖的这一事实。试图让这个人变得稳定没有意义，这只会让他的问题继续。更重要的是，来访者自己应该开始走自己的路，为自己的生活负责。这种认识对丽莎来说很艰难，但又是清晰而适切的。

让"救世主模式"与"健康的治疗师"开展空椅子对话。为了稍微遏制自己的救世主模式，你与一位"健康的治疗师"开展空椅子对话是非常有帮助的。"救世主模式"坐在其中一把椅子上，在另一把代表"健康的治疗师"的椅子上，你可以想象坐着一位比你更倾向于使用面质和澄清技术的同事。重要的一点是，你欣赏这位同事，并且希望以这位同事为榜样。而不应该选择一个你永远不会像他一样行事的"硬骨头"！

案例研究 ——∞

梅拉妮与自己的救世主模式开展了空椅子对话，因为一位长期患有抑郁障碍的来访者再次深深地触发了她的救世主模式。完成 15 次治疗后，他们仍然没有取得任何进展，来访者依旧充满抱怨、长吁短叹，几乎每天都给她写长长的电子邮件，说自己感觉有多差。梅拉妮越来越恼火，然而她无法跟访者坦陈，如果来访者不停止喋喋不休并使自己变得积极起来，那么一切都不会好转。一想到这里，她就被熟悉的内疚感所淹没了。

梅拉妮在空椅子对话中使用一把椅子代表自己的救世主模式，在另一把椅子上，她想象坐着她的同事玛格利特。玛格利特在生活中脚踏实地且坚定不移，她会非常真诚且清楚地向这位来访者传达必要的信息。在代表自己的救世主模式的椅子上，梅拉妮感觉很糟糕、很内疚。她觉得自己有责任确保来访者表现良好。她不忍心说出一些会立刻使来访者感觉更糟的话（例如，"你必须自己采取行动，否则你不会过得更好"之类的话）。因为可怜的来访者已经遭受了这样的痛苦，她绝不能使情况更糟！

坐在代表玛格利特的椅子上，梅拉妮感觉非常不同。她摇摇头，可以清楚地感觉到：温柔对来访者没有帮助！也许正是因为她每天晚上详细回复来访者的电子邮件，从而满足了来访者对联结的需求，才使来访者的问题继续存在。如果不是梅拉妮，又有谁应该向来访者反馈，来访者通过抱怨和哀叹只能获得负面关注，在建立积极关系方面毫无用处。坐在代表救世主模式的椅子上，梅拉妮找不到理由可以反驳这些论点——但是当来访者因面质而感到不快时，她仍然有一种内疚感。"玛格利特椅子"对此也给出了一个有用的答案："你不对来访者的生活与发展负责。你只负责给他们提议，让他们知道他们如何帮助自己，而不是以他们过得如何来判断他们。"这个答案缓解了梅拉妮的内疚感。

始终保持公开和面质。如果你可以在情感层面上明白，面质对一些来访者而言比通过救世主模式纵容他们要好得多，那么可能有必要在治疗的层面上练习保持这种透明，并进行一些面质。例如，你可以在想象中练习如何以公开的方式与来访者讨论当前的情况，以准备接下来的面谈。在交流中获取建议，或者想象自己的榜样同事将如何与来访者交谈。然后与来访者持续进行这种面质——你会意识到，这对你的来访者是多么有帮助，这将成为你治疗的理所当然的组成部分。

打破自己的模式。通常来说，这也和打破自己的模式，让自己做一些不同于以前的事情相关。治疗师以前充满爱心的工作显然对某些来访者没有多大帮助，那么尝试新的事物也不会造成任何损失。这通常还可以拓展观点并开阔视野。

案例研究 ──◦

在空椅子对话后，**梅拉妮**决心与来访者讨论，来访者总是沉浸在抱怨中对改善自己的情况毫无帮助，她必须自己采取行动。但是，梅拉妮意识到，自己不确定该如何做才是恰当的。因此，她想象她的同事玛格丽特会如何处理这种情况，突然之间，这看起来就容易多了。玛格丽特会等到来访者再次开始发牢骚时，说出类似这样的话："X 女士，我刚刚注意到我一直在想的事情。你的状态很差，并且你正在表达这一点。但我觉得你深陷其中，不知何故没有任何进展。我认为这是很遗憾的一件事。你能明白我的意思吗？"梅拉妮带着这个想法进入了下一次治疗，她很惊讶地发现，这样做其实并不难……

接受无响应。 如果治疗师开始持续不受自己的救世主陷阱所束缚，那么经常会发现，一些来访者让自己不得不承认他们并不会从自己提供的治疗中获益。在本书的来访者陷阱中，你也许可以找到这些来访者中的大多数。很常见的是治疗师的救世主陷阱与来访者的依赖性陷阱或系统替代家庭陷阱的组合。实际上，如果治疗师不想继续落入救世主陷阱，那么必须从根本上接受事实，自己终究无法为许多来访者提供帮助。

为少数可能值得的救助积攒能量。 幸运的是，总有一些来访者值得治疗师为他们付出更多的努力，但并不是每位治疗师都会一直付出这种努力。如果你有一颗宽宏大量的心，喜欢救助他人，那么试着把精力集中在此类来访者身上。因为你可能可以很好地帮助这些来访者！经验表明，这些来访者易触发治疗师的母亲或父亲本能，并且尚未有不成功的先前治疗。如果来访者还很年轻，至少有一定数量的资源（教育、魅力、智力、幽默、身体健康等）可以帮助自己在生活中做出一些改变，那么治疗师的努力可能也是有利的。

接受自身的限制和系统的限制。由于系统所限，治疗师可能无法按照自己希望的那样帮助来访者。例如，因为你是住院医生，但来访者需要长期门诊治疗；抑或你对来访者的"实际"需要有良好的设想，但是系统中缺少这种资源。举例而言，总是存在一些患有慢性人格障碍的来访者，如果可以长期停留在有益健康的、结构良好的环境中，那么可能会对他们非常有益。但是，几乎所有此类机构都不是那么有益健康的，甚至部分机构是令人反感的。这的确非常令人遗憾，但重要的是我们必须接受现实。

第 **9** 章

理 想 主 义 陷 阱

如何判断自己或同事处于这种模式

这种陷阱的好处是什么

这种陷阱的最初迹象是什么

如何摆脱这种陷阱

对于来访者通过心理治疗可以达到什么目的，身处这类陷阱中的治疗师具有夸张和不切实际的设想。他们排斥或忽视这样一个事实，即心理治疗对许多来访者的作用有限，而且通常在相对比较早的时候就可以评估出来。然而，与第 8 章所述的救世主陷阱相比，内疚或愤怒等消极的感觉在此类陷阱中并没有起到明显的作用。此外，这种陷阱对于经验有限的年轻治疗师来说相对比较典型。只要治疗师认真对待治疗成功的预后因素并考虑到它们，同时也用正常的思维来评估情况，就可以摆脱这种陷阱。之后，治疗师就能够帮助更多来访者做出改变，因为治疗师已经准备好与来访者一起脚踏实地、实事求是地解决问题了。

案例研究

芬恩是一位 34 岁的治疗师，最近开始独立执业。在访谈小组中，他认识了一名 20 多岁的来访者，该来访者长期处于抑郁状态，患有社交恐惧症且体重严重超标，患有 2 型糖尿病。来访者没有完成任何职业培训，也没有开始执行计划的、受保护的求职措施，或者在短时间执行后就放弃了这些措施，他几乎从未离开过父母家的地下室。他的一天就在吃饭和看视频中度过。到目前为止，他已经参加了和芬恩约定的八次治疗中的四次，却依旧无法与其他人见面。芬恩想先稳定来访者的自我价值，然后与他一起探索他感兴趣的职业领域。一位同事认为，这两个计划都太宏大了，除了在一定程度上唤醒来访者并进行日常规划，其他都不太可能实现。芬恩为自己的计划辩护——他澄清，他不想将个案"藏在抽屉里"；他相信每个人都有潜在的伟大之处。也许他的来访者可以在游戏界名声大振，并在这个领域中谋生。

* * *

现年 52 岁的康复诊所治疗师**坦尼娅**接待了一位患有抑郁障碍且背部疼痛的肉店售货员。该来访者 50 多岁，除了已有的诊断外，还患有代谢综合征和纤维肌痛，她与一位言语攻击性很强的失业瓦工结了婚，并育有一个仍然与她同住的成年残疾女儿。在她的童年时期，她曾被父亲殴打。她坐在坦尼娅面前叹气，不知道该怎么继续下去，尤其是背痛使她几乎无法工作，而她上班的小肉店也早晚会面临破产的威胁。坦尼娅最初计划先稳定来访者的情绪，随后针对创伤开展治疗。由于来访者承受着巨大的压力，坦尼娅认为她应该定期接受治疗，并在接下来的 12 个月中总共在诊所度过 4 个月。

* * *

海克是一名 38 岁、在医疗中心工作的治疗师，最近刚刚完成了眼动脱敏与再加工技术培训。她接待了一名领养老金的 45 岁边缘型人格障碍来访者，来访者由其所在培训小组中的住院同事分派而来。来访者抱怨，她 20 年来接受的辩证行为疗法没能帮助她治疗创伤。她现在只能依靠创伤治疗及眼动脱敏与再加工技术了，这是在互联网论坛上许多病友非常推荐的。海克很热情地和来访者一起投入了治疗。

如何识别自己或同事处于这种模式

行为模式

落入这种陷阱里的治疗师对心理治疗可能给来访者带来的改善持非常乐观的态度。但是，这只是治疗师运用的疗法作用于"理想来访者"或"在理想情况下"才能实现的一个标准，而并未考虑到一种方法并不是对每位来访者都具有同样的效力这样的事实。对此，至少要从两个角度来看待，这一点很重要。一方面，来访者能从心理治疗中获益多少，来访者自己的资源将起到决定性作用。总体而言，与没那么聪明、身体多病的贫困来访者相比，一位聪明、身体健康、有良好财务状况的来访者（下文简称 YAVIS 来访者）能够为治疗投入更多。另一方面，所有心理治疗有效性的相关研究都表明，并不是每一个接受心理治疗的人都能从治疗中获益。抑郁障碍在心理治疗中的需治疗人数约为 4。这意味着我们对四名来访者开展心理治疗，才可能有一名来访者从心理治疗中显著受益。这与预测变量无关——也就是说，即使是四名 YAVIS 来访者，在统计学意义上，也只会有一人真正获益。"时机"通常也在治疗反应中起作用——来访者采取改变措施的时机可能还不成熟，但在另一个时间点看起来，结果可能就会完全不同。然而，一旦处于理想主义陷阱中，治疗师往往会忽略这些方面。

案例研究 ———∞

海克在医疗中心的同事怀疑她能否运用眼动脱敏与再加工技术帮助有慢性边缘型症状的来访者。她向海克指出，她认为这种新疗法难以发挥作用是因为以下几个因素：多次前期治疗没有效果；系统中来访者住院率高；养老金是障碍的维持因素；来访者服用多种药物且身体多病。然而，海克忽略了这些警告，并指出来访者完全有动力为此做出改变。

对治疗过程有很大影响，但处于这种陷阱时，治疗师并未考虑的典型要素包括但不限于以下五点

- 重要的预后因素，如先前成功的治疗或共病的存在。
- 来访者资源贫乏，使他们难以做出改变，如来访者负担不起费用或在智力方面存在不足。
- 具有维持条件，如"迫使"来访者继续生病的养老金。
- 50 年以来形成的模式 / 态度，这样的事实很难改变，而且并非每个人都愿意改变。
- 通常使用常识进行评估时容易发现需要注意的要素。

在这种情况下，治疗目标和来访者采取必要步骤的相关性很高。身处这种陷阱时，治疗师追寻的目标对于来访者而言并不现实。他们向自己和他们的来访者暗示，即使是很小的步骤，不断累积也可以达成目标——这其中隐含的假设是，通过许多小步骤，某个大目标将在某个时刻实现。但事实并非如此。通常，采取很小步骤的来访者只能实现小目标。而处于理想主义陷阱时，治疗师并没有进行这种简单的思考。如果由外部人员提出这种思考，它会被治疗师激烈地驳斥，并且常常以人道主义的名义。

案例研究 ——∞

　　坦尼娅计划在康复诊所帮助那位肉店售货员来访者稳定情绪并开展随后的创伤治疗。她觉得治疗需要分成"许多小步骤"，这就是为什么她计划从一开始就安排几个月住院治疗的原因。来访者对她的照顾和关注表示感谢。此外，坦尼娅的乐观态度也使来访者相信，这种疗法可以使一切恢复正常。在治疗的第一阶段，她学习了很多技巧。在医院，当她感到痛苦和绝望时，习得的技巧可以帮她分散注意力。但是，回家之后，这些技巧对她并没有帮助——工作中无法解决的状况使她感到沮丧，照顾残疾的女儿变得越来越困难，而丈夫长期失业使她的财务状况越来越紧张，丈夫还越来越易怒。用来缓解紧张情绪的减压方式突然变得遥不可及，而且似乎并不起作用。

　　经常有年轻的治疗师身处这类陷阱中，但绝不仅仅是年轻的治疗师会踏入其中！他们在训练中非常乐观，并一直接受这样的教导——坚信每个人都可以从心理治疗中受益。同时，他们可能仍然有些不确定，并且对他们到底应该与来访者讨论什么，以及他们的治疗支持最终究竟如何帮助来访者，还缺少正确的感知。这导致他们在制订乐观的治疗计划时缺乏一个意识，即这个计划将如何在现实中执行。负责住院治疗工作的治疗师似乎也更容易受到这种陷阱的影响，可能是因为医院环境就像某种"保鲜盒"，而来访者日常生活中的反馈被略过了。

治疗关系

在治疗关系方面，落入这种陷阱的治疗师都非常乐观，他们相信自己使用的技术具有极高的影响力，并对来访者十分有用，仿佛一切都可以实现。他们倾向于一再传达类似的脱离实践的信息："如果你学会理解和调节自己的情绪，那么一切都会变好。""你可以通过让自己感到舒适的小步骤实现任何目标。"。

来访者可能对此关系有不同的反应。有时来访者会对乐观的前景感到高兴，愿意加入乐观的行列。这样，一种自恋性的共谋就会出现。然而，如果期待的成功没能实现，那么这种共谋的局面就会随着时间的推移而变得不稳定。许多来访者更可能对某些他们不理解的事做出反应，但往往不会公开表达——毕竟，他们认为，治疗师知道自己在说什么。这些治疗往往以失败告终，因为来访者在某个时候不再出现。在这两种情况下都不会产生良好的联结和功能性的工作关系。

案例研究 ──∞

坦尼娅在康复诊所的多病来访者最初对坦尼娅向她解释的内容几乎一无所知。但是她很高兴坦尼娅愿意好好照顾她，并且感到非常乐观，觉得一切都会好起来的。她从其他来访者那里了解到，当人感觉不适时，减压技巧总是很合适的，重视这些技巧是挺好的。然而在家时，她并不是真正了解减压技巧到底对自己有什么用，也无法运用这些技巧让自己艰难的生活状况有所好转。尽管如此，在康复中心小住对她而言仍然是愉快的记忆。

* * *

海克接诊的边缘型人格障碍的来访者很高兴能找到眼动脱敏与再加工技术方面的治疗师。之后她又搜寻了一段时间，觉得她不想选其他任何人。她热情洋溢地开始治疗，并于在线论坛上与其他来访者交流了数小时的信息，以找到自己所期望的结果。不幸的是，问题在治疗过程中很快出现。探索创伤时，来访者很快出现解离现象，因此无法取得任何进展。此次治疗之后，来访者自残的风险增加。治疗师不得不诉诸"治疗协议"而突破保密，但这对来访者而言又像是辩证行为疗法，来访者真的受够了这种疗法。最终，该疗法与稳定化技术和技巧没什么不同。不知何故，眼动脱敏与再加工技术根本没有成功起作用。

* * *

芬恩的那位患有慢性抑郁、社交恐惧、在父母家地下室的屏幕前度过半生的来访者，最初短暂地被新治疗师的热情打动。然而，他没有填写推进治疗所需的文件，他无法自己振作起来。尽管如此，他还是喜欢他的治疗师，但让他去参加治疗太费劲了。

外部反馈

外部针对此陷阱的关键反馈不一定来自同事。尤其是在那些成立时间不久的培训团体或临床治疗团队中，在团体内分享对来访者过分乐观的看法及其可能性似乎自然而然。距离稍远的人，如治疗师的合作伙伴或共同为来访者提供治疗的精神疾病专科医生，则更可能是以下这类反馈的来源。

- 治疗师的目标不切实际，来访者无法实现。
- 治疗师期望来访者做出无法实现的改变。
- 治疗师也许应该专注于一些更"基础"的问题，或者不再继续提供治疗。

典型的发展背景

具有这种模式的治疗师往往没有典型的、童年困苦的发展背景。踏入该陷阱的治疗师往往表现为习惯性乐观，有些轻信，而且非常人性化。也许很多事情对于他们自己而言很容易。许多人可能往往处于职业生涯的早期阶段，还没有太多的工作和生活经验。

习惯性乐观与轻信。治疗师希望自己可以帮助来访者且对此深信不疑——这是我们专业非常重要的基础。然而，在这种情况下，治疗师的这一信念有些夸张，并且无法与现实平衡。对于年轻的治疗师而言尤其如此，他们还没有反复经历过这种情况，即尽管各方竭尽全力，但来访者仍然没有做出改变。

极端的人本主义态度。对于某些治疗师而言，即使拥有多年治疗经验，他们还是认为，不信任来访者似乎就是一种背叛。对他们来说，至关重要的是看到每个人的发展潜力，而不是修复他们的缺陷。这是一种非常受人欢迎的态度，但是这可能导致他们难以感知现实的边界。

在自己的生活中过于顺利。心理学是一个备受追捧的学科，学位数量有限，心理治疗师的培训数量在很长一段时间里是很少的——大多数（尤其是年轻的）心理治疗师本身都是"成绩拔尖的学生"，他们来自高教育水平的家庭，很容易表现良好，适应生活。因此，机会少和资源少的现实生活可能离他们很远。当他们过度乐观地与一些患者接触时，在一定程度上，他们过多地通过自己的情况去判断他人。

这种陷阱的好处是什么

对于相关的治疗师而言，这种模式具有明显的优势。看到自己的工作如此重要并对他人有帮助是一种自我赋权，尤其是在应对那些实际上可能让你感到沮丧和幻灭的来访者时。特别是在年轻的治疗师中，这可能是对不安全感的防御，这对于新手治疗师来说通常是正常的。

补偿不确定性。这种踏入陷阱的情况令人沮丧，并且可能使（年轻的）治疗师怀疑自己工作的意义。如果一个人对自己所做的事情没有信心，那么对于发展个人安全性而言，极其乐观地"为自己打气"的态度当然是一种不错的选择。

自我价值增强。与承认自己只能起到很小的作用相比，在许多情况下，相信自己是严重病例的救星在感觉上要好得多。在某些情况下，某种自恋的满足感也可能在这里发挥作用。

体验意义感。与此相关的是，如果一个人自己的行为对他人有帮助且提供的治疗有效，那么他当然会获得更多的意义感。与相信重大改变可以实现相比，治疗师与来访者谈论几个小时的微小变化，甚至心灰意冷地送走来访者，都很难体验到意义感。

这种陷阱的最初迹象是什么

到目前为止所描述的模式通常从治疗开始就存在。过于乐观地评估来访者改变的可能性，这一事实通常可以通过外部观察迅速确定。

- 重要的预后因素被忽略或未被包含在治疗计划中。
- 在治疗计划中，来访者实际可用的资源被弃之一旁。制定的步骤和目标是来访者可能无法实施的。
- 拒绝为来访者做"更冷酷无情"的、贴近现实的评估，因为它不够"人本主义"，而且从某种意义上剥夺了来访者的发展可能性。
- 治疗师的评估和常识性的评估显然是脱钩的。

如何摆脱这种陷阱

通过更现实地评估来访者，治疗师可以摆脱这种陷阱。这意味着更多地使用正常的思维做出判断，更切合实际地评估预后因素，并持续思考"需治疗人数"——事实上，治疗师无法帮助每个请求其帮助的人。这样，治疗师一方面可以更好地帮助自己的来访者，因为在治疗计划中，治疗师会为他们做适当的准备；另一方面，治疗师可以避免毫无意义的治疗，从而也为大众做一些有益的事情，因为在空出的时间里，治疗师可以照顾其他来访者，否则他们需要等待更长的时间才能接受治疗。

使用正常的思维。尤其是对于那些刚刚从大学毕业或刚刚在培训中结业且本身拥有丰富资源的年轻同事来说，有时做到这点并不容易。新手治疗师应当考虑那些比自己"在现实中摸爬滚打更久"的同事给出的建议。在这方面，有时即使来自非治疗师的评估也常常能带给人灵感。当然，为了保护数据安全，需要对来访者的相关情况进行充分的保密处理。

定期反思治疗的进展。如果治疗师定期（如每 10 次治疗）反思自己与来访者所处的情况，以及已经取得了哪些进展，那么随着时间的推移，治疗师将会很好地了解到什么是可行的，以及现实情况是怎样的。在这种情况下，还应当明确考虑进一步治疗是否有意义且有效。还请记住，如果该治疗看上去无效，那么不要因为保险公司已经支付了治疗费，自己就必须完成所有得到批准的疗程。

实事求是地评估预后因素。来访者先前曾接受治疗和他们对治疗的反应是非常重要的指标。因为在心理学上，无论关于什么，最好的预测一直都是根据一个人过去的行为判断其未来的行为。与来访者讨论以前的治疗为何不成功，并建立标准，通过该标准可以检查当前的治疗是否可以有所帮助。这样，治疗师可以从一开始就为来访者的治疗成功担负起责任，并且可能会增加治疗成功的概率。

案例研究 ────∞

在对边缘型人格障碍的来访者进行眼动脱敏与再加工技术的治疗无效后，**海克**去询问了那位从一开始就建议她不要这样做的同事。问她依据哪些信息做出了评估？当她这样做时，她从同事那里得到了几个当时就已经构成问题的因素：以前的治疗反复失败；来访者身体和心理上的多发性问题限制了来访者的发展机会；来访者所服用镇静剂的副作用干扰了来访者进行新的学习；养老金成为来访者的维持因素，因为她必须每两年证明一次，自己仍然受到严重影响，以便继续申领养老金。

实事求是地评估来访者的资源。追求来访者无论如何都无法实现的治疗目标是没有意义的。治疗师宁愿现实一些，等到来访者比开始接受治疗有更多可能时再感到惊讶——而不是不时地制定超出来访者能力的目标。

案例研究 ——∘

坦尼娅的肉店售货员来访者住院后，她的家庭医生认为诊所提供的间隔治疗不能满足她的需求。因此，家庭医生将她纳入了一个针对背痛和长期不能工作者的综合护理计划中。在那里，这位来访者获得了职业上的帮助，这使她能够重返社会，得到了建议以帮助她照料女儿，并积极参加了定期锻炼计划。这使来访者能够更好地掌控几个"据点"，然后她自己会慢慢感觉一点点变好。

接受"需治疗人数"。事实证明，并非所有来访者都可以从心理治疗中受益。如果治疗师接受这一点，并在自己的治疗计划和评估中加以考虑，那么也许能够避免许多毫无意义的治疗。一方面，这些治疗并不是我们想要的；另一方面，这意味着我们可以将时间留给那些能从治疗中获益的来访者！

脚踏实地，实事求是。当治疗师脱离这种陷阱时，有时可能会感到些许沮丧，因为事实让自己更清楚地了解到，自己无法在来访者身上实现自己期待的目标。但是，离开这种陷阱对治疗师及其来访者也有很大的好处。因为如果治疗师根据来访者的情况更好地调整治疗方法，那么可以更好地帮助来访者。然后，治疗师才真正地将来访者带离了她原来所处的位置，并以可行的方式与她同行。

陷阱检查——来访者陷阱

治疗师可以根据以下几点检查来访者最可能踏入了哪种陷阱。当治疗师觉得自己被困在陷阱中，但不确定是哪种陷阱时，也可以使用这些工具。值得注意的是，一个来访者可能会同时涉及多种陷阱。

 提示

根据来访者的症状不太可能区分不同的陷阱，因为常见的症状（如抑郁或焦虑）可以在所有陷阱中呈现出来。因此，下列自检问题与症状无关。

功能性自检问题

你对来访者在治疗中出现的症状的功能有何印象？

症状导致来访者得到护理和支持	依赖性陷阱
来访者利用症状给治疗师或其他从业者施加压力，以使相关从业者进一步照顾他们	系统替代家庭陷阱
由于这些症状，来访者可以避免工作、努力或体验到挫败感	纵容陷阱
来访者的症状有一个真正引起的原因，而且症状并不一定有很强的功能性	错误设置陷阱
来访者将自己的情况解释为他人的过错，并完全外归因	痛苦陷阱
来访者利用症状威胁或伤害他人	恶性自恋陷阱
即使进行了更深入的探索也无法识别症状的明确功能	无响应陷阱

治疗关系自检问题

来访者在治疗关系中的行为如何？

来访者把你夸上了天，赞美你，强调你的重要性	依赖性陷阱
来访者紧紧地抓住你或其他从业者不放	系统替代家庭陷阱
来访者想从你身上得到解脱，这样她便不必履行责任或忍受自己的极限了	纵容陷阱
来访者期望你对你本不应负责的事情负责	错误设置陷阱
来访者拒绝你的治疗建议，因为他们觉得必须改变的是其他人	痛苦陷阱
来访者在治疗关系中给你带来压力，或直接或间接地威胁你	恶性自恋陷阱
来访者在治疗关系中并没什么特别引人注意的情况	无响应陷阱

反移情自检问题

如果不考虑自己的专业同理心，你在治疗关系中感觉如何？

一开始你真的很喜欢来访者。久而久之，你有点烦躁，但你不敢对来访者说	依赖性陷阱
每当你想结束治疗，就会感到压力，会觉得自己不能这样做	系统替代家庭陷阱

（续表）

你有时可能会被来访者所"动摇"，或者惊讶于他的说法	纵容陷阱
你真的不知道自己能为来访者提供什么帮助	错误设置陷阱
你觉得自己完全被"击垮"了，因为来访者看不到自己的问题	痛苦陷阱
你体验到压力，受到威胁，感到害怕	恶性自恋陷阱
事实上，你在与来访者的关系中感觉相对正常	无响应陷阱

版 权 说 明